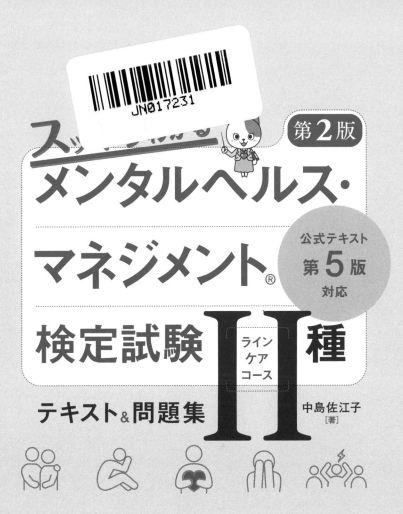

第2版

スッキリわかる

メンタルヘルス・
マネジメント®

検定試験II種
ラインケアコース

公式テキスト
第5版
対応

テキスト&問題集

中島佐江子
[著]

TAC出版
TAC PUBLISHING Group

はじめに

現代社会において、私たちはさまざまな「ストレス」を抱え、メンタルヘルス（心の健康）が保てなくなってきています。体に風邪の症状が出たときは、うがい、お薬を飲むといった予防や対処をしますが、心が風邪をひきそうなときはどうしたらよいのでしょう？

メンタルヘルス・マネジメント® 検定試験　II種（ラインケアコース）では、組織で部下をもつ上司の立場にある人向けに、メンタルヘルスが保てなくなったときに出る症状、メンタルヘルス不調の予防方法、メンタルヘルス不調を抱える部下への接し方などを具体的に学んでいきます。ストレス社会といわれる現代を生き抜くために必須の知識を身につけることができます。

本書は、独学でII種（ラインケアコース）合格を目指すために編集したもので、試験の出題傾向に基づき、重要なところは、図やイラストを使ってわかりやすくまとめています。そして、テキストと問題が一緒になったインプット、アウトプット一体型ですので、この1冊で、合格に必要な知識をしっかり習得することができます。

この試験の勉強を通して、自分や大切な人たちを守るために大切な知識を習得することができます。みなさんの職場や人生において、必ず活きる知識をたくさん学ぶことができるでしょう。ぜひ、本書を手に、合格を目指していただけたら嬉しく思います。そして、本書を手に取っていただいた方が、一人でも多く合格されることを心から願っています。

2021年7月吉日

ルーセント・プロ

代表　中島　佐江子

メンタルヘルス・マネジメント®検定試験は、大阪商工会議所の登録商標です。以降、本書では®マークを省略いたします。
本書は、大阪商工会議所より許諾を得て、『メンタルヘルス・マネジメント®検定試験公式テキストII種ラインケアコース第5版』（株式会社中央経済社発行）をもとに、その副読本として作成されたものです。

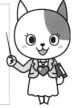

本書の構成

　本書は、メンタルヘルス・マネジメント検定試験のⅡ種ラインケアコースに、短期間で効率よく合格することを目標に、知識を習得したらすぐに試験問題を解くことで、理解を確かなものにし、記憶の定着を図ることができる構成になっています。

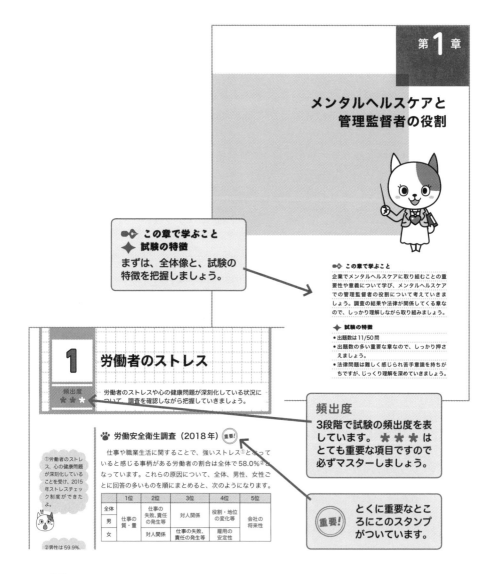

この章で学ぶこと
試験の特徴
まずは、全体像と、試験の特徴を把握しましょう。

第**1**章

メンタルヘルスケアと管理監督者の役割

この章で学ぶこと
企業でメンタルヘルスケアに取り組むことの重要性や意義について学び、メンタルヘルスケアでの管理監督者の役割について考えていきましょう。調査の結果や法律が関係してくる章なので、しっかり理解しながら取り組みましょう。

試験の特徴
- 出題数は11/50問
- 出題数の多い重要な章なので、しっかり押さえましょう。
- 法律問題は難しく感じられ苦手意識を持ちがちですが、じっくり理解を深めていきましょう。

1 労働者のストレス

頻出度
★ ★ ☆

労働者のストレスや心の健康問題が深刻化している状況について、調査を確認しながら把握していきましょう。

頻出度
3段階で試験の頻出度を表しています。★★★はとても重要な項目ですので必ずマスターしましょう。

労働安全衛生調査（2018年）重要!

①労働者のストレス、心の健康問題が深刻化していることを受け、2015年ストレスチェック制度ができたよ。

　仕事や職業生活に関することで、強いストレス①となっていると感じる事柄がある労働者の割合は全体で58.0%②となっています。これらの原因について、全体、男性、女性ごとに回答の多いものを順にまとめると、次のようになります。

	1位	2位	3位	4位	5位
全体	仕事の質・量	仕事の失敗、責任等の発生等	対人関係	役割・地位等の変化等	会社の将来性
男					
女		対人関係	仕事の失敗、責任の発生等	雇用の安定性	

②男性は59.9%、

重要!
とくに重要なところにこのスタンプがついています。

1 労働者のストレス

頻出度
★★★

労働者のストレスや心の健康問題が深刻化している状況について、調査を確認しながら把握していきましょう。

コメント
語句説明や、補足解説です。本文の内容の理解が深まります。

① 労働者のストレス、心の健康問題が深刻化していることを受け、2015年ストレスチェック制度ができたよ。

本文とコメントの対応関係を表しています。

男性は 59.9%、女性は 55.4% だよ。

労働安全衛生調査（2018 年）重要！

仕事や職業生活に関することで、強いストレス①となっていると感じる事柄がある労働者の割合は全体で58.0%②となっています。これらの原因について、全体、男性、女性ごとに回答の多いものを順にまとめると、次のようになります。

	1位	2位	3位	4位	5位
全体		仕事の失敗、責任の発生等	対人関係	役割・地位の変化等	会社の将来性
男	仕事の質・量				
女		対人関係	仕事の失敗、責任の発生等	雇用の安定性	

赤字
試験問題でポイントになったところなど、重要な語句は、赤字にしています。付属の赤シートで隠せる色で印刷しています。

Point 全体、男女それぞれの順位と内容を覚える

また、仕事や職業生活に関することで、強いストレスとなっていると感じる事柄があると回答した人の就業形態別の割合は、次のようになります。

Point
試験での出方、注目点など、ダイレクトに得点につながるポイントをまとめています。

	2位	3位	
	派遣労働者 59.4%	契約社員 55.8%	ハートタイム労働者 39.0%

試験問題を解いてみよう！
試験問題を解き、知識を固めましょう。問題は、第20回〜第30回の試験問題から、よく出る大事な問題をピックアップしています。また、公式テキストの改訂で加わった新項目などは、予想問題が入っています。

試験問題を解いてみよう！

問題1 第26回（第1問 [1]）

次の記述のうち、不適切なものを一つ選びなさい。
① 労働者のストレス、心の健康問題が深刻化しているという指摘や報告が多方面から寄せられている。
② 「労働安全衛生調査」（厚生労働省、2018 年）の結果報告によると、「仕事や職業生活に関することで強いストレスがある」と回答した人の就業形態では正社員が1番多くなっている。（改題）
③ 「労働安全衛生調査」（厚生労働省、2018 年）の結果報告によると、「仕事や職業生活に関することで強いストレスがある」労働者が挙げた原因で最も多いのは、男性・女性ともに「仕事の質・量」である。（改題）
④ 「労働安全衛生調査」（厚生労働省、2018 年）の結

解答・解説

①：適切
②：適切
③：適切
④：不適切
仕事や職業生活に関することで強いストレスを感じる事柄がある労働者の割合は58.0%と約6割となっています。

解答1 ④

メンタルヘルス・マネジメント検定試験について

🐾 どんな試験？

　メンタルヘルス・マネジメント検定試験では、メンタルヘルスケアに関する知識や対処方法を習得することができ、職場内での役割に応じて、Ⅰ種（マスターコース）、Ⅱ種（ラインケアコース）、Ⅲ種（セルフケアコース）の3つの試験種があります。どの試験種も受験資格がなく、誰でも受験しやすいというのが大きな特徴です。

試験種	Ⅰ種 （マスターコース）	Ⅱ種 （ラインケアコース）	Ⅲ種 （セルフケアコース）
内　容	人事労務管理スタッフや、経営者が、社内のメンタルヘルス対策を推進するために必要な知識を習得する。	管理監督者（上司）が、部下のメンタルヘルス対策を推進するために必要な知識を習得する。	一般社員が、組織で自らのメンタルヘルス対策を推進するために必要な知識を習得する。

🐾 Ⅱ種（ラインケアコース）公開試験の概要は？

　申込は、試験日の約1か月半前からスタートします。例年、11月試験は9月、3月試験は1月が申込期間です。受験の際は、最新情報をご確認ください。

【Ⅱ種（ラインケアコース）公開試験のスケジュール等】

試 験 日	11月、3月の年2回実施
受験資格	制限なし（どなたでも受験可能）
受 験 料	7,480円（税込）
申込方法	インターネットで申込み （クレジットカード決済かコンビニの店頭決済）

※公開試験のほか、企業・団体・学校を対象とした団体特別試験もあります。

試験に関するお問い合わせ先

メンタルヘルス・マネジメント検定試験センター

　電話：06-6944-6141（土日・祝休日・年末年始を除く平日 10:00〜17:00）

　ホームページ：https://www.mental-health.ne.jp

【試験時間、試験形式等】

試験時間	2時間（10:00〜12:00、制限時間とは別に説明等で約30分）
試験形式	選択問題（マークシート形式）
配　　点	100点
合格基準	70点以上の得点

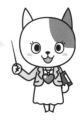

試験時間は2時間ですが、一生懸命問題を解いているうちに、あっという間に時間が過ぎてしまいます。まずはすべての問題にしっかり目を通すことが重要です。「答えがわからないな……」という問題にあたっても、とりあえず答えを出して、どんどん次に進みましょう。答えに自信がない問題は、後で時間が残ったときに、戻ってじっくり検討できるように、問題文に印をつけておくとよいでしょう。

【過去の試験結果】

	第23回	第24回	第25回	第26回	第27回	第29回	第30回
実 施 月	2017/11	2018/3	2018/11	2019/3	2019/11	2020/11	2021/3
受験者数	9,576人	10,871人	10,104人	11,663人	11,088人	11,294人	12,113人
実受験者数	8,481人	9,430人	8,937人	10,227人	9,936人	10,343人	10,686人
合格者数	4,333人	7,236人	5,816人	4,980人	4,302人	5,840人	7,285人
合 格 率	51.1%	76.7%	65.1%	48.7%	43.3%	56.5%	68.2%

※第28回公開試験は中止となりました。

【出題内容と出題数】

出題内容		出題数
第1章	メンタルヘルスケアの意義と管理監督者の役割	11問
第2章	ストレス及びメンタルヘルスに関する基礎知識	4問
第3章	職場環境等の評価および改善の方法	4問
第4章	個々の労働者への配慮	12問
第5章	労働者からの相談への対応	9問
第6章	社内外資源との連携	6問
第7章	心の健康問題をもつ復職者への支援の方法	4問
合　　計		50問

出題数の多い章はしっかり得点できるように重点的に勉強していきましょうね。

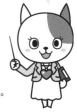

※公開試験は、受験日の年度の4月1日時点で成立している法令に準拠して出題されます。

🐾 試験問題の出題パターンは？

パターン1：適切な選択肢、不適切な選択肢を1つ選ぶ問題
「不適切なものはどれですか?」「適切なものはどれですか?」という、〇の選択肢、×の選択肢を見つけるものです。問題文のリード文をしっかり読んで、適切なものを選ぶ問題か、不適切なものを選ぶ問題かをしっかり確認しましょう。
パターン2：穴埋め問題
文章に空欄がある状態で、空欄に入る適切な語句の組み合わせを選択肢から選ぶ問題です。穴抜きにされやすい語句を意識して勉強していくことで対策ができます。公式テキストの図で、図の中の言葉を穴抜きにして出題されるケースもあります。
パターン3：事例会話方式
事例が問題文で出てきて、それに対して適切な対応、不適切な対応を選ぶ問題です。やや応用力が問われる問題です。正解を丁寧に判断しましょう。
パターン4：個数問題
適切な選択肢、不適切な選択肢の数を問う問題です。これが一番難しい出題パターンです。すべての選択肢がしっかり判断できていないと解けません。

🐾 試験で問われやすいひっかけポイントは？

①数字や主語の入れ替えには注意！

　期間や人数要件などの数字は、試験でもよく問われるところです。また、主語を入れ替えたひっかけもよく出ます。例えば、管理監督者、人事労務管理スタッフ、産業保健スタッフなどの「誰が」という主語の部分や、調査名、指針、機関名などは、丁寧に押さえましょう。

②努力義務なのか、義務なのか

　実施することが義務なのか、努力義務なのかという違いについても、よく出ます。「●●しなければならない」は義務です。「●●するように努める」は努力義務となります。意味が異なりますので、本書を読み込む際は、文末の言葉も丁寧に押さえましょう。

③and、or の違いや限定されている表現にも気をつけよう！

　2つ以上のことについて、どちらか（or）、両方（and）という点もひっかけられやすいポイントです。また「●●することができるのは、××のみである。」と限定するような文章は疑って読みましょう。物事には原則と例外があり、「原則は●●だけど、例外は××」というように、例外が用意されていることが多いのです。ただ、例外がないものもたまにありますので、本書で丁寧に勉強していきましょう。

本書を使った合格までの勉強法

合格までの勉強法についてアドバイスします。

 基本的な勉強サイクル

　各項目ごとに、テキストを読み、試験問題を解く…というサイクルを何度も繰り返して、知識を定着させていきましょう。

$$\boxed{\text{テキストを読む}} \longleftrightarrow \boxed{\text{試験問題を解く}}$$

小刻みにインプットアウトプットを繰り返していくほうが、記憶に残りやすいですよ。

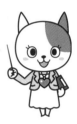

 勉強のポイント

- テキストを読むときは、全体像を把握することを意識しながら読むと、理解しやすくなります。
- 「自分の会社ではどうだろうか?」と、日常生活の中に当てはめてみたりしながら読んでいくと、理解が深まります。
- 赤シートを使いながら、重要語句はしっかり暗記していきましょう。

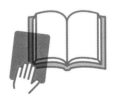

- 試験問題は、何度も繰り返し解きましょう。3回は繰り返しておくと安心です。

本書で一発合格しましょう!

CONTENTS

本書は、2021年7月1日現在施行されている法令等に基づいて作成しています。書籍刊行後に、法改正等による変更が発生した場合には、小社書籍販売サイト「Cyber Book Store」に法改正情報を公開いたします。

TAC出版の書籍販売サイト「Cyber Book Store」
https://bookstore.tac-school.co.jp/

メンタルヘルスケアと
管理監督者の役割

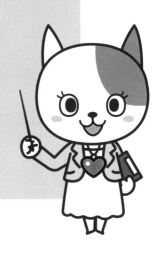

●◆ この章で学ぶこと

企業でメンタルヘルスケアに取り組むことの重要性や意義について学び、メンタルヘルスケアでの管理監督者の役割について考えていきましょう。調査の結果や法律が関係してくる章なので、しっかり理解しながら取り組みましょう。

◆ 試験の特徴

- 出題数は11/50問
- 出題数の多い重要な章なので、しっかり押さえましょう。
- 法律問題は難しく感じられ苦手意識を持ちがちですが、じっくり理解を深めていきましょう。

労働者のストレス

労働者のストレスや心の健康問題が深刻化している状況について、調査を確認しながら把握していきましょう。

🐾 労働安全衛生調査（2018 年） 重要!

仕事や職業生活に関することで、強いストレス①となっていると感じる事柄がある労働者の割合は全体で**58.0%**②となっています。これらの原因について、全体、男性、女性ごとに回答の多いものを順にまとめると、次のようになります。

	1位	2位	3位	4位	5位
全体	仕事の質・量	仕事の失敗、責任の発生等	対人関係	役割・地位の変化等	会社の将来性
男	仕事の質・量	仕事の失敗、責任の発生等	対人関係	役割・地位の変化等	会社の将来性
女	仕事の質・量	対人関係	仕事の失敗、責任の発生等	雇用の安定性	会社の将来性

 Point 全体、男女それぞれの順位と内容を覚えましょう。

また、仕事や職業生活に関することで、強いストレスとなっていると感じる事柄があると回答した人を就業形態別にみると、次のようになります。

1位	2位	3位	4位
正社員 61.3%	派遣労働者 59.4%	契約社員 55.8%	パートタイム労働者 39.0%

相談できる相手がいるか③

	相談相手がいる	相談相手が家族・友人	相談相手が上司・同僚
全体	92.8%	79.6%	77.5%
男	91.2%	77.8%	80.4%
女	94.9%	81.9%	73.8%

①労働者のストレス、心の健康問題が深刻化していることを受け、2015年ストレスチェック制度ができたよ。

②男性は 59.9%、女性 は 55.4% だよ。

③高年齢層ほど相談相手がいる割合が徐々に低くなる傾向だよ。また、実際に相談した労働者は80.4%（男性 76.5%、女性 85.2%）だよ。

日本人の意識調査

NHK放送文化研究所が5年ごとに実施している調査で、これによると、仕事と余暇の考え方は1970年代〜80年代にかけて大きく変化し、「仕事志向」の割合が減少しています④。また、いつでも相談でき、助けあえるようなつきあい（**全面的**なつきあい）を望む人の割合は**横ばいの状態**にあり、仕事に直接関係する範囲のつきあい（**形式的**なつきあい）を望む人が**増え**ています。

④理想の仕事は次のようになっているよ。

1位	仲間と楽しく働ける仕事
2位	健康を損なう心配がない仕事
3位	専門知識や特技が生かせる仕事
4位	失業の心配がない仕事

試験問題を解いてみよう！

問題1　第26回（第1問[1]）

次の記述のうち、<u>不適切なもの</u>を一つ選びなさい。
① 労働者のストレス、心の健康問題が深刻化しているという指摘や報告が多方面から寄せられている。
② 「労働安全衛生調査」（厚生労働省、2018年）の結果報告によると、「仕事や職業生活に関することで強いストレスがある」と回答した人の就業形態では正社員が1番多くなっている。（改題）
③ 「労働安全衛生調査」（厚生労働省、2018年）の結果報告によると、「仕事や職業生活に関することで強いストレスがある」労働者が挙げた原因で最も多いのは、男性・女性ともに「仕事の質・量」である。（改題）
④ 「労働安全衛生調査」（厚生労働省、2018年）の結果報告では、「仕事や職業生活に関することで強いストレスを感じる事柄がある」労働者の割合は、約7割となっている。（改題）

解答・解説

①：適切
②：適切
③：適切
④：不適切
仕事や職業生活に関することで強いストレスを感じる事柄がある労働者の割合は58.0%と約6割となっています。

| 解答1 | ④ |

次の記述のうち、適切なものを一つ選びなさい。

① 「労働安全衛生調査」（厚生労働省、2018年）の結果報告によると、「仕事や職業生活に関することで強いストレスがある」労働者が挙げた原因として、男性で2番目に多かったのは、「役割、地位の変化」である。

② 「労働安全衛生調査」（厚生労働省、2018年）の結果報告によると、「仕事や職業生活に関することで強いストレスがある」労働者が挙げた原因として、女性で2番目に多かったのは、「雇用の安定性」である。

③ 「労働安全衛生調査」（厚生労働省、2018年）の結果報告によると、相談相手がいると答えた人のうち、相談相手が家族・友人の人は全体で77.5%、上司・同僚の人は全体で79.6%である。

④ 「労働安全衛生調査」（厚生労働省、2018年）の結果報告によると、「仕事や職業生活に関することで強いストレスがある」労働者が挙げた原因として、男女合計で最も多かったのは、「仕事の質・量」である。

解答・解説

①：不適切
男性で2番目に多かったのは「仕事の失敗、責任の発生等」です。
②：不適切
女性で2番目に多かったのは「対人関係」です。
③：不適切
家族・友人が79.6%、上司・同僚が77.5%です。
④：適切

解答2	④

問題3 **予想問題**

次の記述のうち、不適切なものを一つ選びなさい。

① 「日本人の意識調査」は、NHK放送文化研究所が3年ごとに実施している調査で、これによると、「形式的なつきあい」を望む人は減少している。

② 「日本人の意識調査」によると、理想の仕事として、「健康を損なう心配がない仕事」を挙げた人は2番目に多くなっている。

③ 「労働安全衛生調査」（厚生労働省、2018年）によると、相談できる相手がいると答えた人の割合は、男女とも9割を超えている。

④ 「労働安全衛生調査」（厚生労働省、2018年）によると、高年齢層ほど相談できる相手がいる人の割合は低くなっている。

解答・解説

①：不適切
「3年」ではなく「5年」です。形式的なつきあいを望む人は「増加」しています。
②：適切
③：適切
④：適切

解答3	①

2 メンタルヘルスケアの重要性と意義

頻出度
★★★

メンタルヘルス不調者や自殺者の状況を把握し、メンタルヘルスケアの取組みについて理解していきましょう。

🐾 メンタルヘルス不調者の割合

ストレスの多い状態が続いてしまうと、心身の健康が損なわれがちになります。メンタルヘルス不調により連続1カ月以上休業又は退職した労働者がいる事業所について、「労働安全衛生調査」（2018年）では次のようになっています。

過去1年間にメンタルヘルス不調により連続1カ月以上休業した労働者がいた事業所の割合	6.7%①
過去1年間にメンタルヘルス不調により退職した労働者がいた事業所の割合	5.8%
メンタルヘルス対策に取り組んでいる事業所の割合	59.2%②

がん、脳卒中、急性心筋梗塞、糖尿病、精神疾患を五大疾病といいます。重要!

🐾 自殺者の傾向 重要!

自殺者数は1998年に急増し、2011年まで14年連続で3万人を超えていました。しかし、2012年には3万人を下回り、その後は減少傾向にあります③。自殺直前には精神健康面に問題があることが多いと指摘されています。

🐾 メンタルヘルスケアの意義

心の病気を発症すると、作業効率が低下し、長期にわたる休業が必要となることもあります。メンタルヘルスは個人だけの問題ではなく、**職場全体の問題**④として考えていかなければなりません。

会社がストレス対策にしっかり取り組むと、職場が活性化し、作業の効率も向上していくでしょう。会社のメンタルヘルスケアはとても重要なのです⑤。

①50人以上の事業所に限ると26.4％だよ。

②メンタルヘルス対策に取り組んでいる事業所は、従業員規模の大きい事業所ほど割合が高いよ。

③年間2万人以上が自ら命を絶っていて（2019年は20,169人）、そのうち被雇用者・勤め人は6,202人（2019年）だったよ。

④企業側の防止対策も必要だね！

⑤民事訴訟で企業の責任が追及されたり、労災認定されるケースが増加しているので、その点でも企業側のメンタルヘルス対策が重要となるよ！

また、公益財団法人日本生産性本部の2019年の調査によると、32.0%の企業が、最近3年間で企業内の「心の病」が増加傾向[1]にあり、「心の病」が多い年齢層は30歳代、次いで10〜20歳代としています。

①減少傾向という回答は10.2%だったよ。

　職場のメンタルヘルス対策では、管理監督者はとても重要な役割を担います。「心の病」が増加傾向にある企業では、「職場での助け合いが少なくなった」「職場でのコミュニケーション機会が減った」という割合が高いという調査報告もあります。

試験問題を解いてみよう！

問題1 第30回（第1問[1]）

労働者のストレスの現状に関する次の記述のうち、<u>不適切なもの</u>を一つだけ選びなさい。

① わが国の自殺者数は1998年に急増し、それ以降2011年に至るまで、14年連続で30,000人を超えていた。

② 2011年に厚生労働省は、地域医療の基本方針となる医療計画に盛り込む疾病として、がん、脳卒中、急性心筋梗塞、糖尿病に、精神疾患を加えて「五大疾病」とする方針を打ち出した。

③ 「労働安全衛生調査」（厚生労働省、2018年）の結果によると、メンタルヘルス対策に取り組んでいる事業所は約60%である。

④ 「労働安全衛生調査」（厚生労働省、2018年）の結果によると、過去1年間にメンタルヘルス不調により連続1か月以上休業または退職した労働者がいる事業所の割合は20%を超えている。

解答・解説

①：適切
②：適切
③：適切
④：不適切
「20%を超えている」ではなく、休業は「6.7%」、退職は「5.8%」です。

| 解答1 | ④ |

3 公法的規制と私法的規制

頻出度
＊＊＊

2つの規制の特徴と違いをしっかり押さえていきましょう。

🐾 健康管理問題に関する公法的規制と 私法的規制

労働者の健康管理問題については、公法的規制、私法的規制の対象になります①。

規　制	公法的規制	私法的規制
根　拠	労働安全衛生法等	安全配慮義務
違反した場合	一定の範囲で刑事罰②	民事上の損害賠償責任
内　容	①労働安全衛生法③は、1972年制定、安全衛生に関する規制の原則を定める。労働条件の最低基準を定める取締法規。 ②労働安全衛生法の関連法として「じん肺法」「作業環境測定法」「労働災害防止団体法」がある。	①労働者の健康管理問題は私法的規制の対象となる。 ②業務の遂行に伴う疲労や心理的負荷などが過度に蓄積して労働者の心身の健康を損なうことがないよう注意する義務（安全配慮義務）に違反し、疾病の発症・罹患に至った場合には、企業は民法やその特別法である労働契約法に基づき、労働者に対して民事上の損害賠償責任を負う。

Point 公法的規制と私法的規制の違いを理解しましょう。特に「私法」的規制がよく出題されています。

🐾 メンタルヘルス対策に関する法規制

（1）メンタルヘルス対策に関する公法的規制

「労働者の心の健康の保持増進のための指針」（メンタルヘルス指針）は、労働安全衛生法に基づき、事業者の健康保持増進措置に関する努力義務として定められました④。

---

①公法と私法

国

　公法

国と国民（企業）の基本的な関係

国民（企業）◀▶企業

　私法

私人と私人との関係

②「刑事罰」とは、行政罰よりもっと重たい罰だよ！

③具体的内容は労働安全衛生法施行令、労働安全衛生規則等の政令・省令に委ねられているよ。

④2015年12月、安衛法の改正により導入されたストレスチェック制度は、メンタルヘルス対策に関する法規制の中でも重要な役割があるよ。

（2）メンタルヘルスに関する個人情報の保護

　個人情報については、安衛法で適正に管理するための措置を講じるよう事業者に義務づけています。

（3）メンタルヘルス対策を怠り、メンタルヘルス不調が生じた場合

　事業者は、労働基準法に基づく災害補償責任（実際には、労災保険法に基づく保険給付の限度で事業者は、災害補償責任を免れる。）を負います。なお、業務に起因してメンタルヘルス不調に陥り、自殺に至ったケースを含め、日本国内の自殺者数が1998年以降、年間3万人を超える状況が続きました。こうした状況をふまえ、2006年に自殺対策基本法が制定され、自殺対策の取組みが強化され、自殺との関連性があるアルコール健康障害についても、2013年にアルコール健康障害対策基本法が制定されました。

（4）メンタルヘルス不調を引き起こすストレス要因

①　長時間労働

　「働き方改革」の一環として、労働基準法が改正され、2019年4月から時間外労働への罰則付き上限規制が導入されています①。

②　ハラスメント②

　ハラスメントの法制化は次のような流れで行われました。

1999年4月改正（施行）	男女雇用機会均等法によりセクシュアルハラスメントが法制化
2017年1月改正（施行）	男女雇用機会均等法によりマタニティハラスメントが法制化
2020年6月改正（施行）	労働施策総合推進法によりパワーハラスメントが法制化

（5）多様な人材活用（ダイバーシティ）

　ワーク・エンゲイジメントの向上等、労働者が生き生きと健康で働きがいをもって働ける環境づくりを目指すポジティブなストレス対策の一環として位置づけられています。

①労働安全衛生法においても、長時間労働者に対する医師による面接指導制度が設けられているよ。

②以降、セクシュアルハラスメント＝セクハラ、マタニティハラスメント＝マタハラ、パワーハラスメント＝パワハラと略して説明していくよ。

　たとえば、障害者雇用促進法では、障害者の雇用促進のため、事業者に対して、身体障害者、知的障害者、精神障害者を一定比率以上雇用すべき義務を負わせ、雇用納付金制度（達成した企業には障害者雇用調整金等を支給、未達成企業から障害者雇用納付金を徴収）を設けています。また、事業者に対し、障害者に対する差別的取扱いを禁止し、障害者に対する合理的な配慮の提供③を義務づけています。

　公法的規制とは別に、メンタルヘルス対策を怠って従業員にメンタルヘルス不調が生じた場合には、事業者は従業員に対して民事上の損害賠償責任を負うことになります。

③第2章7で詳しく見ていくよ。

試験問題を解いてみよう！

問題1　第27回（第1問[1]）

　労働安全衛生法と安全配慮義務に関する次の記述のうち、不適切なものを一つ選びなさい。

①　労働安全衛生法は、安全衛生に関する規制の原則を定めるのみであって、規制の具体的内容は、ほとんど労働安全衛生法施行令、労働安全衛生規則といった政令・省令に委ねられている。

②　労働安全衛生法は、最低の労働条件基準を定める取締法規であって、これに違反した場合には、一定の範囲で刑事罰の対象とされる。

③　企業が労働安全衛生法上の義務に違反した場合に、安全配慮義務違反を構成するものとして、民事上の損害賠償責任を負う可能性がある。

④　労働安全衛生法の関連法は「労働災害防止団体法」のみである。（改題）

解答・解説

①：適切
②：適切
③：適切
④：不適切
「じん肺法」「作業環境測定法」もあります。

解答1　④

4 労働安全衛生法と安全配慮義務

頻出度 ★★★

繰り返しよく出題される所なので、しっかり押さえましょう。

民事責任と安全配慮義務

(1) 企業が安全衛生管理上の義務に違反して従業員に損害を与えた場合

企業への損害賠償責任は、「不法行為責任」による追及が多かったのですが、1975 年 2 月 25 日の最高裁判所の判決で「安全配慮義務」の概念が初めて認められたことで、「契約責任」で責任追及される事案が増加しました[1]。

①不法行為責任から契約責任の追及になったんだね！

不法行為責任	なんの権利もなく、故意・過失から他人に損害を与えた場合の損害を賠償すること。
契約責任	何らかの契約があり、その契約に基づく約束を守らなかった場合に生じる損害を賠償すること。

(2) 安全配慮義務 重要!

安全配慮義務については、もともと法律上明文化されておらず、判例法理[2]として認められてきましたが、2008 年 3 月施行の労働契約法で明文化されました。

②裁判所が示した判断の蓄積によって形成された考え方だよ。

判例法理 （1975 年 最高裁判決）	信義則上の付随義務として、使用者は、労働者が労務提供のため設置する場所、設備もしくは器具等を使用し又は使用者の指示のもとに労務を提供する過程において、労働者の生命及び身体等を危険から保護するよう配慮すべき義務（安全配慮義務）を負っている。
労働契約法 5 条	使用者は、労働契約に伴い、労働者がその生命、身体等の安全を確保しつつ労働することができるよう、必要な配慮をするものとする。

労働安全衛生法と安全配慮義務の関係 重要!

(1) 労働安全衛生法の目的

③労働契約法との引っかけに気をつけよう！

労働基準法[3]42 条の「労働者の安全及び衛生に関しては、労働安全衛生法の定めるところによる」という規定を受

け、労働安全衛生法は、「職場における労働者の安全と健康を確保する」ことを目的として制定されました。

労働安全衛生法上の義務は、**行政的監督**および**刑事罰**という行政上の規制によって守られています。

(2) 企業が労働安全衛生法上の義務に違反した場合

裁判例では、以下のように判断しています。

---

①民事上の安全配慮義務の具体的内容を検討する際は、**労働安全衛生法**上の諸規定を十分に考慮する。

②企業が労働安全衛生法上の諸規定を遵守していても、安全配慮義務違反で**民事上**の損害賠償責任を問われる可能性がある④。

---

(3) 労働者の健康管理

労働者の健康管理で、**労働安全衛生法**上企業に義務づけられているものは、①衛生教育の実施、②中高年齢者等に対する配慮義務、③作業環境測定義務、④**作業の管理義務**、⑤**健康診断実施義務**、⑥健康診断実施後の措置義務、⑦長時間労働者に対する面接指導等の実施義務、⑧心理的な負担の程度を把握するための検査（**ストレスチェック**）等の実施義務⑤、⑨病者の就業禁止にかかる措置義務などがあります。

安全配慮義務の履行者 重要!

労働者への安全配慮義務は、労働契約の当事者である**企業**が負いますが、実際にその義務を遂行するのは、労働者に業務上の指揮命令権限をもつ**管理監督者**⑥です。

④労働安全衛生法上の定期健康診断をしっかり行っていても、部署内で孤立し、過重労働をしている従業員に対して何も対処していないと、企業が民事上で訴えられることもあるんだよ。

⑤常時50人以上の労働者を使用する事業場だよ！

⑥管理監督者はふだん、労働者と接し、健康状態や変化を把握しながら、作業内容や作業量を調整できる立場にあるから、とても重要な役割だね！

問題1 **第29回（第1問[2]）**

次の記述のうち、<u>不適切なもの</u>を一つ選びなさい。

① 安全配慮義務という概念は、判例法理として認められてきたものであるが、2008年3月施行の労働契約法第5条において初めて明文化された。（改題）

② 労働安全衛生法上の義務は、行政的監督及び刑事罰という行政上の規制によってその履行が担保されている。

③ 企業が労働安全衛生法上の諸規定を遵守していたとしても、安全配慮義務違反として民事上の損害賠償責任を問われる可能性が十分あり得る。

④ 従業員に対して安全配慮義務を負担及び履行するのは、雇用契約の当事者たる企業そのものであって、管理監督者は何ら関与するものではない。（改題）

解答・解説

①：適切
②：適切
③：適切
④：不適切

安全配慮義務を「負担」するのは「企業」、「履行」するのは「管理監督者」です。

| 解答1 | ④ |

問題2 **予想問題**

次の記述のうち、<u>不適切なもの</u>を一つ選びなさい。

① 企業への損害賠償責任は「不法行為」責任から「契約」責任で追及される事案が増加した。

② 労働者の健康管理で労働安全衛生法上企業に義務付けられているものは「衛生教育の実施」「作業の管理義務」「健康診断実施義務」「心理的な負担の程度を把握するための検査（ストレスチェック）」等がある。

③ 労働安全衛生法は「職場における労働者の安全と健康を確保する」ことを目的に制定された。

④ 民事上の安全配慮義務の具体的内容を検討する際は、労働基準法上の諸規定を十分に考慮する。

解答・解説

①：適切
②：適切
③：適切
④：不適切

「労働基準法」ではなく「労働安全衛生法」です。

| 解答2 | ④ |

5 労働災害

頻出度
★★★

労災の認定方法や、労基の補償と労災の補償の関係を理解していきましょう。また、労災事故と民事訴訟についてもしっかり学んでいきます。

🐾 労働災害①

労働災害とは、「業務に起因して労働者が負傷し、疾病にかかり、または死亡すること」をいいます。労働災害が発生した場合に、労働者側に生じた損害を塡補（てんぽ）するシステムは、①労働基準法の「災害補償責任」と、②民事上の「損害賠償責任」があります。

①労災といわれているものだよ。

🐾 労働基準法上の災害補償責任と労災保険給付②

（1） 労働基準法の災害補償責任の履行を確保することを目的に、労働者災害補償保険法（労災保険法）が制定されました。労働基準法の災害補償、労災保険法の保険給付には、次のものがあります③。

②労働基準法の規定を具体化したものが、労災保険法なんだね！

労基法	労災法	補償される内容
①療養補償	①療養補償給付	病院で療養を受けたときの治療費。
②休業補償	②休業補償給付	療養のため労働できず休んだとき休業4日めから支給される生活補償。
③障害補償	③障害補償給付	治った後に障害が残ったときの生活補償。
④遺族補償	④遺族補償給付	死亡した場合の遺族への生活補償。
⑤葬祭料	⑤葬祭料	死亡したときのお葬式代。
	⑥傷病補償年金	療養開始後1年6か月たっても治らず傷病等級に該当したときの生活補償。
	⑦介護補償給付	常時又は随時介護を受けているときの介護費用の補償。

③労基法と労災法の表現が異なるので、気をつけよう。

（2）労災保険法から労働基準法上の災害補償に相当する給付が行われた場合

①企業は労働基準法による災害補償の責任を免れる。

②労災保険の保険給付の対象とならない最初の**3日間**だけ労働基準法の災害補償から、休業補償を行う①。

 労災保険法の「休業補償給付」は休業**4日目**からしかもらえません。労働基準法の「休業補償」で休業**3日目**までの分を補償します。

1日目	2日目	3日目	4日目	5日目	6日目
休	休	休	休	休	休
労基法の休業補償			労災法の休業補償給付		

①災害補償責任を定めた労働基準法は限られた機能しかもたないよ！

🐾 労災認定と保険給付の内容

（1）業務遂行性と業務起因性

労災保険法に基づいて保険給付が行われるには、**労働基準監督署長**が労災認定（負傷、疾病、死亡が業務上のものであることを認定）することが条件で、次の**2つの条件②**を**労働基準監督署長**が認めることが必要です。

①業務遂行性	労働者が企業の支配下、管理下にあること
②業務起因性	業務に伴う危険が現実化したものと認められること

②「どちらか」ではなく「どちらも」必要だよ！

（2）業務上疾病

厚生労働省では、医学的知見をもとにあらかじめ業務上疾病の判定基準（認定基準）を作成し、各都道府県労働局長へ通達し、医療機関や労働者、企業などへの周知を図っています。

（3）精神障害の場合③

労働者から精神障害の発症の原因が業務であると労災申請がなされた場合、労働基準監督署長は「心理的負荷による精神障害の認定基準」（4章**1**を参照）に基づいて、業務上外の判断を行います。

③労災認定件数は「セクシュアルハラスメントを受けた」より「（ひどい）嫌がらせ、いじめ又は暴行を受けた」ことを理由とする方が多いよ。

労災と民事訴訟 重要!

(1) 労災保険法に基づく保険給付（労働基準法上の災害補償責任）

労災保険の保険給付（労働基準法の災害補償）は、企業に落ち度が**なくても**支払われますが、被災した労働者の被った損害の一部しか支払われません。非財産上④の損害に対する補償も一切ありません。また、補償も、**平均賃金**（給付基礎日額）から算定された**定率的**なものです。

企業側に落ち度が**ある**とされた労災は、労災保険の保険給付で支払われない慰謝料や**逸失利益**⑤といった損害部分の補償を求めて、民事上の損害賠償請求訴訟を起こされることがあります。

(2) 労災保険法に基づく保険給付が行われた場合

労災保険の保険給付がなされたあとに、損害賠償が行われる場合は、次のように調整をします。

労災の保険給付

すでに給付された金額（**特別支給金は除く**）は、**損益相殺**⑥の対象となるため損害額から控除されます⑦。

労災の将来もらえる年金給付

労災保険法64条の調整規定から、損害賠償を支払う場合でも、障害補償年金または遺族補償年金の「**前払一時金**⑧」の最高限度額までは損害賠償の支払いが猶予されます⑨。

 企業側に落ち度（過失）がある場合とない場合の違いをしっかり理解しましょう。（1）が繰り返しよく出題されています。

④慰謝料に相当するものだよ。

⑤被災労働者が健康に仕事をしていた場合に本来得られる稼得利益だよ。

⑥同一原因で損害と利益がでた場合に利益を損害額から控除することだよ！

⑦労災保険からもらった金額部分は、裁判で訴えても損害賠償として二重にもらえないんだよ！

⑧自宅の介護設備の工事費用など、まとまったお金が必要な場合にもらえるものだよ！

⑨会社は前払一時金の最高限度額までは損害賠償を支払うのが猶予されるんだね！

問題1 第24回（第1問[10]）

労災に関する次の記述のうち、不適切なものを一つ選びなさい。

① 労災保険法に基づいて労働基準法上の災害補償に相当する給付が行われる場合、企業は補償の責めを免れることになるため、現実には災害補償責任を定めた労働基準法は限られた機能しかもたなくなっている。

② 企業側に過失が認められる事案については、労災保険法に基づく保険給付として、非財産上の損害に対する補償（いわゆる慰謝料に相当するもの）も認められている。

③ ハラスメントに起因する精神障害の発症のうち、労災認定件数としては、「セクシュアルハラスメントを受けた」ことを理由とするものより、「（ひどい）嫌がらせ、いじめ、又は暴行を受けた」ことを理由とするものの方が多い。

④ 将来の年金給付に関しては、労災保険法第64条に調整規定が設けられており、損害賠償を支払うべき場合であっても、障害補償年金又は遺族補償年金の「前払一時金」の最高限度額までは、損害賠償の支払を猶予される。

解答・解説

①：適切
②：不適切
非財産上の損害に対する補償は労災保険の保険給付として支払われないので、民事上の損害賠償請求訴訟を起こすことになります。
③：適切
④：適切

解答1	②

問題2 予想問題

次の記述のうち、不適切なものを一つ選びなさい。

① 労災保険法に基づいて保険給付が行われるには、業務起因性と業務遂行性の2つの条件を労働基準監督署長が認めることが必要である。

② 労災保険の保険給付は企業に落ち度がなくても支払われるが、平均賃金（給付基礎日額）から算定された定率的なものである。

③ 労災保険法に基づいて保険給付として定められているのは、療養補償給付、休業補償給付、障害補償給付、遺族補償給付、葬祭料のみである。

④ 労災保険法に基づく保険給付がなされた場合には、民事上の損害賠償請求訴訟においては、すでに給付された金額（ただし、特別支給金を除く）は、損益相殺の対象とされ、損害額から控除される。

解答・解説

①：適切
②：適切
③：不適切
労災保険法の保険給付は7つあり、問題文の5つのほか、傷病補償年金と介護補償給付があります。
④：適切

解答2	③

問題3 第21回（第1問[9]）

労働災害に関する次の記述のうち、**不適切なもの**を一つ選びなさい。

① 厚生労働省においては、あらかじめ業務上疾病についての判定基準（認定基準）を作成し、各都道府県労働局長へ通達するとともに、医療機関、労使などへの周知を図っている。

② 労働災害とは、「業務に起因して労働者が負傷し、疾病にかかり、又は死亡することをいう」との規定が民法に設けられている。

③ 労働基準法は、労災が発生した場合の企業の災害補償責任として、療養補償、休業補償、障害補償、遺族補償、葬祭料の支払いを企業に義務づけている。

④ 労災保険法に基づいて保険給付が行われるためには、労働基準監督署長が労災認定、すなわち、当該負傷、疾病又は死亡が業務上のものである旨認定することが要件となる。

解答・解説

①：適切
②：不適切
「民法」ではなく「労働安全衛生法」です。
③：適切
④：適切

解答3 ②

問題4 予想問題

次の記述のうち、**不適切なもの**を一つ選びなさい。

① 労災が発生した場合、従業員に生じた損害を填補するシステムは、労働基準法の災害補償責任と民事上の損害賠償責任がある。

② 労災保険法に基づいて災害給付がなされる場合、最初の3日間は、休業補償給付は支給されない。

③ 労働者から精神障害の発症の原因が業務であると労災申請がなされた場合でも、業務上外の判断は行われない。

④ 労災保険法に基づく保険給付は、企業側に過失がなくても支給される。

解答・解説

①：適切
②：適切
③：不適切
「心理的負荷による精神障害の認定基準」に基づいて業務上外の判断が行われます。
④：適切

解答4 ③

ハラスメント問題

今後出題可能性が高くなることが予想されます。とくにパワハラについては、しっかり押さえていきましょう。

🐾 ハラスメント問題

「ハラスメント」には、セクシュアルハラスメント（**セクハラ**）、パワーハラスメント（**パワハラ**）、マタニティハラスメント（**マタハラ**）があります。「ハラスメント」によって、権利が侵害された場合は、**民法**や**刑法**などの一般法が適用されます。

セクハラやパワハラ、マタハラといった、職場におけるハラスメントによる精神障害の発症が問題になっています。これらも、「心理的負荷による精神障害の認定基準」（4章**1**を参照）に基づき業務上外の判断を行います。

🐾 マタハラ

女性労働者が妊娠、出産、産前産後休業等を取得したことなどを理由に不利益な扱いを受けることです。男女雇用機会均等法、育児介護休業法の改正により、2017年1月以降「労働者からの相談に応じ、適切に対応するために必要な体制の整備その他の雇用管理上必要な措置を講じなければならない」という措置義務が事業者に課せられています。

 セクハラ、パワハラ、マタハラについて権利が侵害された場合の共通ポイントが出題されています。

🐾 パワハラ

　概念自体が明確でなかったことから、2012年3月に厚生労働省の「職場のいじめ・嫌がらせ問題に関する円卓会議」から「職場のパワーハラスメントの予防・解決に向けた提言」が出され、パワハラの定義づけがされました。

代表的な言動の6つの類型

①身体的な攻撃	暴行・傷害
②精神的な攻撃	脅迫・名誉毀損・侮辱・ひどい暴言
③人間関係からの切り離し	隔離・仲間外し・無視
④過大な要求	業務上明らかに不要なことや遂行不可能なことの強制・仕事の妨害
⑤過小な要求	業務上の合理性なく能力や経験とかけ離れた程度の低い仕事を命じることや仕事を与えないこと
⑥個の侵害	私的なことに過度に立ち入ること

　また、2015年5月には、厚生労働省から「パワーハラスメント対策導入マニュアル」が出され、パワハラ対策の基本となる取り組み実施手順が示されました。

　2019年5月の労働施策総合推進法の改正により、次のようにパワハラの定義づけが行われました①。

パワハラの定義

①職場において行われる優越的な
　関係を背景とした言動
②業務上必要かつ相当な範囲を超
　えたもの
③その雇用する労働者の就業環境
　が害される

　3要件のすべてを
　満たすものが
　パワハラ

①事業者に対し、セクハラやマタハラと同様の措置義務を課しているよ。

試験問題を解いてみよう！

次の記述のうち、不適切なものを一つ選びなさい。

① ハラスメントに起因する精神障害の発症についても、「心理的負荷による精神障害の認定基準」（厚生労働省、2011年）に基づいて労災の業務上外の判断がなされる。

② 「ハラスメント」によって権利が侵害された場合は、民法や刑法などの一般法は適用されない。（改題）

③ パワーハラスメントの代表的な言動の類型の1つとして、「人間関係からの切り離し」が挙げられる。（改題）

④ マタニティハラスメントについては、「男女雇用機会均等法」及び「育児介護休業法」の改正によって、セクシュアルハラスメントと同様の措置義務が 2017年1月以降、事業者に課せられるに至っている。

解答・解説

①：適切
②：不適切
一般法が適用されます。
③：適切
④：適切

解答1　②

問題2 予想問題

次の記述のうち、不適切なものを一つ選びなさい。

① パワーハラスメントの代表的な言動には、5つの類型がある。

② パワーハラスメントの代表的な言動の類型として、「過大な要求」と「過小な要求」がある。

③ パワーハラスメントの代表的な言動の類型「精神的な攻撃」には、脅迫、侮辱、名誉毀損などが含まれる。

④ 2019年5月の労働施策総合推進法の改正により、パワーハラスメントの定義づけが行われた。

解答・解説

①：不適切
「6つ」の類型があります。
②：適切
③：適切
④：適切

解答2　①

7 メンタルヘルスケアの考え方と進め方

頻出度
★★★

メンタルヘルスケア指針の考え方や具体的な進め方を学んでいきます。「メンタルヘルスに関する個人情報の保護への配慮」はしっかり押さえましょう。

🐾「労働者の心の健康の保持増進のための指針」策定の経緯

厳しいストレス環境が増え、過労自殺等の裁判の動向が注目されるようになり、労働省（現：厚生労働省）は1995〜1999年度に「**作業関連疾患の予防に関する研究−労働の場におけるストレス及びその健康影響に関する研究−**」を実施し、その後、次のような経緯で指針を策定しました。

2000年8月	「事業場における心の健康づくりのための指針」（旧指針という） 旧労働省から行政指導通達①として示された。
2001年12月	「職場における自殺の予防と対応」 中央労働災害防止協会によりとりまとめられた。
2004年10月	「心の健康問題により休業した労働者の職場復帰支援の手引き」 中央労働災害防止協会によりとりまとめられた。
2005年11月	「労働安全衛生法の改正」 過労死、うつ病による自殺の労災請求・労災認定件数が増加傾向にあり、対策を強化するために、面接指導制度の法制化を行うなどの改正が公布された。
2006年3月31日	「労働者の心の健康の保持増進のための指針」② 旧指針を廃止し、労働安全衛生法70条の2、1項に基づく健康保持増進のための指針公示第3号として新たに示された。

①行政指導通達には、法律上の拘束力はないよ。

②現時点でメンタルヘルス対策を進めるための基本的な方向を示したものになるよ！

🐾 メンタルヘルスケアの基本的な考え方

職場に存在するストレス要因は、労働者自身の力だけでは取り除くことができないものも多いため、**事業者によるメンタルヘルスケアの積極的な推進**が重要になります。このため、事業者は、メンタルヘルスケアに関する事業場の現状とその問題点を明確にし、その問題点を解決する具体的な実施

事項などについての基本的な計画（**心の健康づくり計画**）を策定し、実施する必要があります。

メンタルヘルスケアには、次の４つの取組み① があります。

①セルフケア
②ラインケア
③事業場内産業保健スタッフ等によるケア
④事業場外資源によるケア

（出所：厚生労働省「労働者の心の健康の保持増進のための指針」）

①①は、労働者自身によるケア、②は、管理監督者が行うケア、③は、①②を効果的にするための支援、④は、事業場外資源のネットワークだよ。

事業者はメンタルヘルスケアを推進するにあたり、次の事項に留意します。

留意点	内容
心の健康問題の特性	心の健康問題は、客観的な測定方法が十分に確立していないため、その把握と評価は難しい。
人事労務管理との関係	労働者の心の健康は、職場配置、人事異動、職場の組織等の人事労務管理と密接に関係する要因によって、より大きな影響を受ける。
家庭・個人生活などの職場以外の問題	家庭問題や個人生活などの職場外のストレス要因の影響を受けている場合も多く、個人の要因②などもある。

②性格などのことだよ。

Point 心の健康問題について、客観的な測定方法が十分に「確立している」と引っかけてくるので、気をつけましょう。

🐾 メンタルヘルスケアの具体的な進め方

管理監督者は、部下を日常的に把握したり、職場の具体的なストレス要因を把握して改善することができるので、職場環境などの把握と改善、労働者からの相談対応を行うことが必要です。このため、**事業者**は、管理監督者に対してラインによるケアに関する教育研修、情報提供を行う必要があります。

(1) 管理監督者への教育研修、情報提供

事業者は、管理監督者に対して次の教育研修や情報提供を行う必要があります。

- 管理監督者の役割および心の健康問題に対する正しい態度
- 事業場内産業保健スタッフなどとの連携およびこれを通じた事業場外資源との連携の方法
- 健康情報を含む労働者の個人情報の保護など

(2) 職場環境等の把握と改善

職場環境等を改善するためには、まず職場環境等を評価し、問題点を把握することが必要です。事業者は、その評価、問題点を把握したうえで、職場環境等の改善を行います。

事業者	・管理監督者による日常の職場管理や労働者からの意見聴取の結果を通じ、またストレスチェック結果の集団ごとの集計・分析の結果や面接指導の結果などを活用して、職場環境などの具体的問題点を把握する。
事業場内産業保健スタッフ等	・職場環境等の評価、問題点の把握において、中心的役割をはたす。 ・職場巡視による観察、労働者及び管理監督者からの聞き取り調査、産業医・保健師等によるストレスチェック結果の集団ごとの集計・分析の実施または集団ごとの分析結果を事業場外資源から入手し、定期的または必要に応じて、職場内のストレス要因を把握し、評価する。
管理監督者	・労働者の労働の状況を日常的に把握し、個々の労働者に過度な長時間労働、疲労、ストレス、責任などが生じないようにするなど、労働者の能力、適性および職務内容に合わせた配慮を行う。

🐾 ラインケアにおける メンタルヘルスケアの留意事項

(1) 心の健康確保の理解

心の健康については、次の2点を理解する必要があります。

① メンタルヘルスケアは、心の健康に問題のある労働者も含めて、**すべての労働者③**を対象として、心の健康を確保しようとする対策です。

③心の健康に問題のある人もない人も、みんな対象だよ！

②　パワーハラスメントやセクシュアルハラスメントの排除、良好な人間関係の構築などの職場の雰囲気づくり、環境づくりには、**管理監督者**の果たす役割が極めて重要です。

（2）**産業保健スタッフ、人事労務管理スタッフとの連携①**

　メンタルヘルス不調またはその疑いのある労働者がいる場合、管理監督者は自らの判断だけで具体的な対応のための行動を始めるのではなく、産業医などの事業場内産業保健スタッフ等や人事労務管理スタッフに報告のうえ、対応の仕方について協議し、指示を受けます。

①管理監督者はひとりで対応せず連携することが大切だよ！

（3）**メンタルヘルスに関する個人情報の保護への配慮**

①　**健康情報を含む労働者の個人情報の保護**

　　「個人情報の保護に関する法律」や、関連する指針において、個人情報を事業の用に供する**個人情報取扱事業者**に対して、個人情報の利用目的の公表や通知、目的外の取扱いの制限、安全管理措置、第三者提供の制限などを義務づけています②。

②詳しくは4章**7**で学習するよ！

> **Point** 医師、保健師ではなく「個人情報取扱事業者」に義務づけていることに気をつけましょう。

・**メンタルヘルスケアを推進するために、労働者の個人情報を主治医等の医療職や家族から取得する場合**

　事業者（管理監督者、産業保健スタッフ、人事労務管理スタッフ）は、あらかじめこれらの情報を取得する目的を**労働者**に明らかにして承諾を得て、これらの情報は労働者本人から提供を受けることが望ましいでしょう。

- **健康情報を含む労働者の個人情報を医療機関などの第三者に提供する場合**

  原則として③、**本人の同意が必要**です。また、2018年（施行は 2019 年）の法改正により、労働安全衛生法104 条に「心身の状態に関する情報の取扱い」の規定が追加されました。

- **安衛法104条3項の規定に基づく「労働者の心身の状態に関する情報の適正な取扱いのために事業者が講ずべき措置に関する指針」の重要なポイント**

  事業場において「健康情報取扱規程」（仮称）を定めて労使で共有し、「心身の状態の情報の取扱いの原則」に沿って健康情報を取り扱います。

② **健康情報の保護**

  医師や保健師は、**法令**④で守秘義務が課されています。
  健康診断、ストレスチェック、面接指導の実施に関する事務を取り扱う者に対しては、**労働安全衛生法**⑤で守秘義務を課しています。

  メンタルヘルスケアの実施では、法令で守秘義務が課されていない人が、健康診断、ストレスチェック、面接指導の実施以外の機会に健康情報を含む労働者の個人情報を扱うこともあるので、あらかじめ事業場で定める「健康情報取扱規程」で、個人情報を扱う者の権限や守秘義務などを定めておくとよいでしょう。

（4）派遣労働者への不利益な取扱いの防止

  派遣先事業者が、本人の同意を得て、派遣労働者の心の健康に関する情報を把握した場合でも、これを理由に医師の意見を勘案せずまたはその派遣労働者の実情を考慮しないで、派遣元事業者に労働者の変更を求めるというような不利益な取扱いをしてはいけません。

③「原則」なので、例外もあるよ。「必ず」同意が必要じゃないよ。

④医師→刑法
保健師→保健師助産師看護師法
だよ。

⑤労働基準法じゃないよ！

①50人以上だと
衛生管理者がいる
けど、50人未満
の事業所ではいな
いから、その代わ
りに「衛生推進
者」や「安全衛生
推進者」を選任す
るんだよ。

②6章2で詳しく
学習するよ！

（5）小規模事業所におけるメンタルヘルスケアの取組みの留意事項

　常時使用する労働者が**50人未満**①の小規模事業場は、必要な事業場内産業保健スタッフが確保できない場合が多いので、**衛生推進者、安全衛生推進者**を事業場内メンタルヘルス推進担当者として選任し、または産業保健総合支援センター②の地域窓口（通称：地域産業保健センター）等の事業場外資源の提供する支援等を積極的に活用することが望ましいでしょう。

試験問題を解いてみよう！

問題1　第21回（第1問[10]）

次の記述のうち、適切なものを一つ選びなさい。

① 健康情報を含む労働者の個人情報を医療機関などの第三者へ提供する場合は、原則として本人の同意が必要である。

② 個人情報の取得又は医療機関などの第三者への提供の際には、必ず本人を介して行うこと、及び本人の同意を得るに当たっては個別に明示の同意を得ることが必要である。

③ 健康情報の保護に関して、医師については法令で守秘義務が課されており、また労働安全衛生法では、健康診断又は面接指導の実施に関する事務を取り扱う者及び保健師に対する守秘義務を課している。

④ メンタルヘルスケアの実施においては、法令で守秘義務が課される者以外の者が健康診断又は面接指導の実施以外の機会に健康情報を含む労働者の個人情報を取り扱うことはない。

解答・解説

①：適切
②：不適切
個人情報の取得の際は、取得目的を明らかにして承諾を得て、本人から提供を受けることが望ましいです。
③：不適切
保健師には「保健師助産師看護師法」で守秘義務が課されています。
④：不適切
法令で守秘義務が課されない者も、健康情報を含む労働者の個人情報を取り扱うこともあります。

| 解答1 | ① |

問題2 **予想問題**

次の記述のうち、<u>不適切なもの</u>を一つ選びなさい。

① メンタルヘルスケアは、心の健康に問題のある労働者も含めて、すべての労働者を対象として心の健康を確保しようとする対策である。

② パワーハラスメントやセクシュアルハラスメントの排除、良好な人間関係の構築などの職場の雰囲気づくりや環境づくりには、管理監督者の果たす役割が極めて重要である。

③ 「個人情報の保護に関する法律」や関連する指針では、医師や保健師に対して、個人情報の利用目的の公表や通知、目的外の取扱いの制限、第三者提供の制限などを義務付けている。

④ 常時使用する労働者が50人未満の小規模事業場は、衛生推進者、安全衛生推進者を事業場内のメンタルヘルス推進担当者に選任し、地域産業保健センター等の事業場外資源の支援も積極的に活用するのが望ましい。

解答・解説

①：適切
②：適切
③：不適切
「医師や保健師」ではなく「個人情報取扱事業者」です。
④：適切

解答2　③

8 過重労働による 健康障害の防止

頻出度 ★★★

面接指導の義務と努力の条件と内容を比較しながら押さえていきましょう！

過重労働対策とその経過

（1）過重労働による健康障害防止対策

　脳出血、くも膜下出血、脳梗塞などの脳血管疾患と心筋梗塞、狭心症などの虚血性心疾患等（脳・心臓疾患）の予防対策です。メンタルヘルスケアとは目的も内容も異なります。

（2）過労死等防止対策推進法の制定（2014年制定）

　過労死等防止対策推進法では、過重な業務により（1）のような脳・心臓疾患に罹患し死亡に至ること、精神障害に罹患し自殺に至ることを「過労死等」と定義しました①。

（3）過重労働対策の経過

①労災認定事例のうち、月80時間以上の時間外・休日労働をしている割合は脳・心臓疾患92％、精神障害38％で、精神障害の仕事による原因は、強い心理的負荷によるものが多いよ。

年		内容
1992	労働安全衛生法の改正	・疲労やストレスの少ない職場づくりを進める事業者の努力義務が規定された。
1996		・事業者は健康診断の結果、所見のある労働者につき医師の意見を聴くこととされた。 ・健康診断の結果、必要な労働者には、就業場所の変更、作業の転換、労働時間の短縮、深夜業の回数の減少の措置等をとることとされた。
1999		・深夜業に従事する労働者は、自ら受けた健康診断の結果を提出でき、これを受理した事業者は必要に応じて就業上の措置をとることとされた。
2000	労災保険法の改正	・二次健康診断等給付制度②が創設された。
2002		「過重労働による健康障害防止のための総合対策について」が示された（2006年に新たな総合対策が示される）。
2005	労働安全衛生法の改正	・一定の労働者に対する面接指導の実施が義務化された。
2009	「こころの耳」の構築	・インターネットによる種々の情報提供が行われるようになった。

②一般健康診断の結果、「血圧」「血中脂質」「血糖」「腹囲又は肥満度」のいずれにも所見があると診断された労働者は脳・心臓疾患を発病するリスクが大きいため、該当する労働者に二次健康診断と特定保健指導を保険給付として無料で提供する制度だよ！

😺 長時間労働者に対する面接指導 義務

(1) 長時間労働者に対する面接指導とは

　面接指導とは、**医師**が問診その他の方法により心身の状況等を把握し、これに応じて面接により必要な**指導**を行うことです。

　産業医等の医師が、面接指導の対象となった労働者の「**勤務の状況**」「**疲労の蓄積の状況**」「**心身の状況**」などを確認し、その結果に基づいた保健指導を行うとともに、当該労働者の健康の保持のために必要な措置について**事業者**に意見を述べます。

(2) 面接指導の対象となる労働者

対象者の区分	法定労働時間	週40時間を超える1カ月間の時間外・休日労働時間数または健康管理時間※数		
		80時間以下	80時間超100時間以下	100時間超
一般労働者	週40時間		● 申出した労働者に面接指導 ● 罰則なし	● 原則月100時間以上の時間外・休日労働は×
新たな技術、商品または役務の研究開発業務従事労働者	週40時間		● 申出した労働者に面接指導 ● 罰則なし	● 労働者に面接指導（申出要件×） ● 罰則あり
高度プロフェッショナル制度対象労働者	なし	申出した労働者に面接指導の努力義務		● 健康管理時間※が100時間を超える労働者に面接指導（申出要件×） ● 罰則あり

※健康管理時間とは、事業場内にいた時間＋事業場外での労働時間

(3) 面接指導の目的

　面接指導は、次の①②を目的として、事業者に対し、実施を義務づけているものです。

①長時間労働との関連性が強い脳・心臓疾患に関する医学的知見を踏まえて脳・心臓疾患を予防
②労災認定された精神障害（自殺含む）は、長時間労働の者が少なくないため、うつ病などの精神障害を予防

　脳・心臓疾患や精神障害などの発症の重要な要因である長時間労働そのものを排除する一次予防ではなく、二次予防であるので、面接指導そのものはこれらの疾患を予防するためには十分ではありません①。

　事業者は、労働安全衛生法において、面接指導の結果に基づき医師の意見を聴き、必要な労働者に対して、実情を考慮して事後措置を講ずることが求められています。

（4）面接指導の方法
① 面接指導の手順と進め方
　面接指導を行う医師は、「**長時間労働者への面接指導チェックリスト**」②などを利用するよう推奨されています。

② 対象者の選定

面接指導	対象者
義務	法令に定められている範囲に該当する者。
努力③	衛生委員会等の調査審議で事業場ごとに決める。

③ 面接指導を行う産業医等に対して事業場が提供する情報

①	労働時間が週40時間を超えた時間が1月当たり80時間を超えた労働者の氏名及び当該労働者に係る当該超えた時間に関する情報を、月1回以上上行う労働時間の把握後おおむね2週間以内に提供しなければならない
②	産業医が労働者の健康管理等を適切に行うために必要と認める情報を提供
③	労働時間等（総労働日数、所定休日数、年次有給休暇取得日数、欠勤日数）、業務内容、健康診断個人票、問診票などの情報を面接指導を実施する医師に提供することが望ましい

④ 面接指導の実施
　疲労の蓄積の状況と配慮すべき心身の状況について評価し、診断区分・就業区分・指導区分の各区分を判定します。

①面接指導をしているから安心とはいえないんだね！

②労働者本人からの情報として、本人による自己チェック結果を入手します。
1. 業務の過重性・ストレス
2. 労働者の疲労蓄積度自己診断チェックリストの結果
3. うつ病等の一次スクリーニング

③努力義務は、決まっているのではなく、各事業場によって選定の条件が違うんだね。

就業上の区分

就業区分		就業上の措置の内容
区分	内容	
通常勤務	通常の勤務でよいもの	
就業制限	勤務に制限を加える必要のあるもの	勤務による負荷を軽減するため、労働時間の短縮、出張の制限、時間外労働の制限、労働負荷の制限、作業の転換、就業場所の変更、深夜業の回数の減少、昼間勤務への転換などの措置を講じる
要休業	勤務を休む必要のあるもの	療養のため、休暇、休職などにより一定期間勤務させない措置を講じる

（健康診断結果に基づき事業者が講ずべき措置に関する指針より）

　面接指導の実施の事務に従事した者には守秘義務があり、違反した場合には罰則④があります。

　面接指導は、医師が対象労働者に対面して行うのが基本ですが、対面せず、情報通信機器を用いることも可能です⑤。

④6月以下の懲役または50万円以下の罰金だよ。

⑤　面接指導実施の報告等

　面接指導を行った医師は、面接指導結果報告書や事後措置に係る意見書を、簡潔にまとめて事業者に提出します。

（5）面接指導の事後措置 重要!

　事業者は、面接指導の結果に基づき当該労働者の健康を保持するために必要な措置について、医師の意見を聴かなければなりません。事業者は、この医師の意見を**勘案**し、**必要があ**と認めるときは次の措置を講じなければなりません。

⑤産業医であること、過去1年以内に事業場を巡視したことがある、使用する情報通信機器が適切な状態であることなどに留意しよう。

- 就業場所の変更　・作業の転換　・労働時間の短縮
- 深夜業の回数の減少
- 医師の意見の衛生委員会若しくは安全衛生委員会又は労働時間等設定改善委員会への報告
- その他適切な措置

　なお、面接指導の結果は**5年間**の保存**義務**があります。

Point 事後措置を講じるときは、すべての場合にするのではなく、事業者が「必要がある」と認めるときです。
結果の保存期間「5年」は、数字の入れ替えに注意しましょう。

面接指導またはこれに準ずる措置の意義

努力義務

　事業者は、長時間労働者に対する面接指導（義務）の対象労働者以外の労働者で、健康への配慮が必要なものには、面接指導の実施または面接指導に準ずる措置を講じるように**努めなければなりません**。

（1）対象者①

①事業場において定められた「面接指導またはこれに準ずる措置」の実施に関する基準②に該当する労働者
②高度プロフェッショナル制度を定める労働基準法の規定に基づき労使委員会が面接指導の実施を決議した場合、週40時間を超える1カ月間の健康管理時間数が100時間以下である労働者が申出をしたもの

 Point ①の基準は労働安全衛生法の決まりではなく、「事業場」で決められるものです。

（2）面接指導またはこれに準ずる措置の実施基準の内容

　どのような範囲の労働者を対象として、どのような措置を講じるのかを**衛生委員会**などで調査審議し、事業場における自主的な基準として定めます。

面接指導に準ずる措置の具体例	・労働者に対して保健師などによる保健指導を行うこと。 ・チェックリストを用いて産業医等が疲労蓄積度を把握のうえ、必要な者に面接指導を行うこと。 ・事業場の健康管理について事業者が産業医等から助言指導を受けること。

 ①2019年4月の改正で対象者が変わったよ！

 ②例えば、時間外・休日労働時間が1月45時間を超え、健康への配慮が必要な人という基準があるよ。

過重労働による健康障害防止のための総合対策

長時間にわたる過重な労働は、疲労の蓄積をもたらす最も重要な要因と考えられ、脳・心臓疾患の発症との関連性が強いという医学的知見が得られています。

この総合対策は、過重労働による労働者の健康障害防止を目的として事業者が講ずべき措置を定めています。

（1）過重労働による労働者の健康障害を防止するため事業者が講ずべき措置③④

①時間外・休日労働の削減
②年次有給休暇の取得促進⑤
③労働時間等の設定の改善
④労働者の健康管理に係る措置の徹底

① 時間外・休日労働の削減

●労働基準法36条の時間外・休日労働の主なポイント

使用者は、36協定を締結し、所轄労働基準監督署に届け出た場合は、協定の範囲内で時間外・休日労働を行わせることができます。

36協定における限度時間は、1カ月45時間以内、1年360時間以内とされていて、通常予見できない臨時的な必要がある場合は、36協定において1カ月について100時間未満（年間6カ月以内）、1年720時間以内とされています。

この時間外・休日労働時間は、次のいずれも満たさなければなりません。

一定の有害業務の1日の時間外労働	2時間以内
1カ月の時間外・休日労働	100時間未満
2〜6カ月間の1カ月平均の時間外・休日労働	80時間以内

③事業者は、裁量労働制対象労働者と管理監督者を含むすべての労働者に対して、健康確保のための責務があることに十分留意し、過重労働にならないよう、十分な注意喚起を行う措置をとるよう努める必要があるよ。

④裁量労働制の届出についての事業者への周知指導は、労基署の窓口のリーフレットを活用するよ。

⑤年次有給休暇は、労基法39条7項に基づき、年5日間の時季を指定し、確実に取得させるんだよ。

①労働時間を把握する方法は、タイムカードによる記録、パーソナルコンピュータ等の電子計算機の使用時間の記録等の客観的な方法その他の適切な方法だよ。

②長時間労働者に対する面接指導やメンタルヘルス対策等の実施状況、これらの実施に係る産業医の選任などのことだよ。

● 労働時間の把握

「面接指導を実施するため、厚生労働省令で定める方法により、労働者の労働時間の状況を把握しなければならない」と規定されています①。

② 労働者の健康管理に係る措置の徹底

• 健康管理体制の整備、健康診断の実施等②

• 長時間労働者の面接指導等

労働時間の状況の把握
面接指導などの実施にあたり、労働時間を適切に把握する。
産業医及び労働者への労働時間に関する情報の通知 産業医…時間外・休日労働時間が1月80時間を超えた労働者の超えた時間に関する情報が提供される。 労働者…超えた時間に関する情報が通知される。
衛生委員会等における調査審議 すべての労働者の労働時間の状況の把握、面接指導等の実施方法や実施体制、環境整備、不利益な取扱いへの対策、労働者への周知などを調査審議する。
小規模事業場における面接指導等 常時使用する労働者が50人未満の事業場においても、長時間労働者に対する面接指導等を実施する必要があるので、近隣に専門的な知識のある医師がいない状況であれば、地域産業保健センターを活用する。

● メンタルヘルス対策

「労働者の心の健康の保持増進のための指針」に基づき、衛生委員会等における調査審議を通じて策定した「心の健康づくり計画」に基づき、事業者は、心の健康問題の特性を考慮し、健康情報を含む労働者の個人情報の保護や労働者の意思の尊重に注意しながら、メンタルヘルス対策を実施します。

ストレスチェック制度の活用や職場環境等の改善を通じてメンタルヘルス不調を未然に防止する（一次予防）、メンタルヘルス不調を早期に発見し適切な措置を行う（二次予防）、メンタルヘルス不調となった労働者の職場復帰支援を行う（三次予防）に取り組みます。

試験問題を解いてみよう！

問題1 第30回（第1問[7]）

過重労働対策に関する次の記述のうち、<u>不適切なもの</u>を一つ選びなさい。

① 「過重労働による健康障害防止対策」は、脳出血、くも膜下出血、脳梗塞などの脳血管疾患と心筋梗塞、狭心症などの虚血性心疾患等の予防対策である。

② 面接指導の対象となる一般労働者は、1週間当たり40時間の法定労働時間を超える時間外・休日労働が1月当たり80時間を超えた者は全て対象となる。（改題）

③ 長時間労働者に対する面接指導に向けて事業場が産業医などの医師に提供する情報は、「労働時間等」「業務内容」「健康診断個人票」「問診票等」である。

④ 面接指導は、脳・心臓疾患や精神障害等の発症の重要な要因である長時間労働そのものを排除しようとする一次予防ではなく、二次予防であるので、面接指導そのものは脳・心臓疾患や精神障害等の疾患を予防するためには必ずしも十分であるとはいえない。

解答・解説

①：適切
②：不適切
「申出」をした者が対象となり、全てではありません。
③：適切
④：適切

解答1 ②

問題2 予想問題

次の記述のうち、<u>不適切なもの</u>を一つ選びなさい。

① 面接指導では、疲労の蓄積の状況と配慮すべき心身の状況について評価し、判定した就業上の区分として「通常勤務」「就業制限」「要休業」の3つの区分がある。

② 事業者は面接指導の結果に基づき、医師の意見を勘案し、必要があるときは、就業場所の変更、作業の転換、深夜業の回数の減少などの措置を講じなければならない。

③ 面接指導またはこれに準ずる措置では、衛生委員会で調査審議し、事業場における自主的な基準を定める。

④ 長時間労働者に対する面接指導の結果は3年間の保存義務がある。

解答・解説

①：適切
②：適切
③：適切
④：不適切
「3年」ではなく「5年」です。

解答2 ④

労働安全衛生法における「面接指導」に関する次の記述のうち、不適切なものを一つ選びなさい。

① 面接指導とは、産業医などの医師が、対象となった労働者の「勤務の状況」「疲労の蓄積の状況」「その他心身の状況」を確認し、必要な保健指導を行うとともに、当該労働者の健康の保持のために必要な措置について事業者に意見を述べるものである。

② 事業者は、面接指導（義務）の対象労働者以外の労働者であって健康への配慮が必要なものについては、面接指導の実施又は面接指導に準ずる措置を実施しなければならないとされている。

③ 事業者は、面接指導の結果に基づいた医師の意見を聴き、必要な労働者に対して当該労働者の実情を考慮して事後措置を講ずることが求められている。

④ 「健康診断結果に基づき事業者が講ずべき措置に関する指針」（1996年公示、2017年改正）で示されている就業上の区分の「就業制限」には、「出張の制限」が含まれている。

解答・解説

①：適切
②：不適切
実施しなければならない「義務」ではなく、努めなければならない「努力義務」です。
③：適切
④：適切

解答3 ②

ストレスチェック制度

頻出度
★★★

重要マークを中心に、ストレスチェック制度について理解を深めましょう。

😺 目的

ストレスチェック制度は、2014年の労働安全衛生法の改正により導入され、2015年12月1日からスタートしています。ストレスチェック制度の目的は、次の①②となります。

①労働者のストレスの程度を把握し、労働者自身のストレスへの気づきを促す。
②職場改善につなげ、働きやすい職場づくりを進めて労働者のメンタルヘルス不調を未然に防ぐ。

😺 ストレスチェックの実施

（1）ストレスチェック制度の検査項目

ストレスチェックは、次の3領域に関する項目により、検査を行います。

ストレス要因	職場における労働者の心理的な負担の原因に関する項目
ストレス反応	心理的な負担による心身の自覚症状に関する項目
周囲のサポート	職場における他の労働者による当該労働者への支援に関する項目

（2）実施義務

事業者は、労働者にストレスチェックを1年以内ごとに1回、定期に実施しなければなりません。実施義務があるのは、常時50人以上の労働者を使用する事業場です①②。

 なお、派遣労働者のストレスチェックは、派遣「元」で実施します。派遣「先」ではありません。

①「50人」未満か以上かで「努力」か「義務」かが分かれるよ！

常時労働者数	実施
50人以上	義務
50人未満	努力

②労働者にストレスチェックの受検義務はないよ！

（3）実施体制の整備

① ストレスチェック実施者

　医師、保健師、一定の研修を受けた看護師や精神保健福祉士、歯科医師、公認心理師に**限られます**（以下「実施者」といいます）①。

② ストレスチェック実施事務従事者

　資格は**不要**です。ただし、解雇や昇進、異動の直接権限をもつ監督的地位者は、ストレスチェック実施事務従事者にはなれません②。

③ 衛生委員会

　ストレスチェック制度の実施規程、実施計画、実施方法などを調査審議する必要があります。

（4）実施方法

① 　ストレスチェックで用いる調査票は、ストレス要因など3つの領域に関する項目が含まれているものであれば、実施者の意見及び衛生委員会等での調査審議を踏まえて、事業者の判断により選択できます。なお、「**職業性ストレス簡易調査票**」③を使用することが推奨されています。

② 　ストレスチェック結果の評価方法や基準は、実施者の提案、助言、衛生委員会における調査審議を経て、**事業者が決定**していきます。

③ 　事業者、実施者、実施事務従事者はストレスチェックを受けなかった者に対し、受検の勧奨をすることが**できます**④。

④ 　ストレスチェック結果の通知は、**実施者が直接受検者に通知**をします。実施者は「本人の同意」がない場合は、事業者にストレスチェックの結果を通知することは**禁止**されています。重要！

①資格要件を比較しておこう。

	資格
ストレスチェック実施者	必要
ストレスチェック実施事務従事者	不要

②労働安全衛生法105条によって、守秘義務があるよ！

③3章2を参照してね！

④受検の勧奨をすることが「できる」のであって、「しなければならない」の義務じゃないよ。

😺 面接指導と事後措置

（1）面接指導

　ストレスチェックの結果、面接指導が必要であると判定された労働者が面接指導の申出を行った場合、事業者は、**医師による面接指導**⑤を行わなければなりません。また、面接指導実施の記録を作成して**5年間保存**しなければなりません。

⑤「医師」の面接指導だよ。

面接指導が必要と通知された労働者からの申出	○	・申出を受理した後おおむね1カ月以内に医師による面接指導を行う。
	×	・実施者または実施事務従事者が申出の勧奨を行うことができる。

（2）事後措置

　事業者は、医師の意見を勘案し必要があると認めるときは、当該労働者の実情を考慮して次の措置を講じなければなりません。

- 就業場所の変更　・作業の転換　・労働時間の短縮
- 深夜業の回数の減少
- 医師の意見の衛生委員会もしくは安全衛生委員会または労働時間等設定改善委員会への報告
- その他適切な措置

😺 集団ごとの集計・分析と職場環境の改善

　ストレスチェック結果の集団ごとの集計・分析は**10人以上の集団**について行います。

😺 留意事項

（1）健康情報の保護

　労働者の同意なくストレスチェック結果が事業者には提供されない仕組みや、労働安全衛生法104条および労働者の心身の状態に関する情報の適正な取扱いのための事業者が講ずべき措置に関する指針に沿う必要があります。

（2）守秘義務

ストレスチェックの実施者と、ストレスチェック実施事務従事者には守秘義務と罰則があります。

実施者	守秘義務と罰則が規定されている法律
医師、歯科医師	刑法134条1項
保健師、看護師	保健師助産師看護師法42条の2、44条の3
精神保健福祉士	精神保健福祉士法40条
公認心理師	公認心理師法41条、46条
実施事務従事者	労働安全衛生法105条①

（3）不利益取扱いの禁止

事業者は、労働者が面接指導の申出をしたことを理由に、当該労働者に対し不利益な取扱いをしてはいけません。

（4）実施状況の労働基準監督署への報告

常時50人以上の労働者を使用する事業者②は、1年以内ごとに1回、定期に心理的な負担の程度を把握するための検査結果等報告書を、所轄労働基準監督署長に提出しなければなりません。

（5）罰則

ストレスチェックや面接指導を行わなかった場合、法律で罰則の適用を受けることはありませんが、ストレスチェック制度に関する規定には次のような罰則があります③。

---

①実施状況の労働基準監督署への報告違反
②ストレスチェック、面接指導の記録の保存違反
③守秘義務違反

---

①実施事務従事者は、違反すると6月以下の懲役または50万円以下の罰金だよ。

②実施状況の報告は「すべて」の事業者が提出するのではないよ。

③ストレスチェックや面接指導の実施義務規定に罰則がないからといって怠っていると、安全配慮義務違反となり、メンタルヘルス不調などの発生に際する損害賠償を求められるよ。

試験問題を解いてみよう！

問題1 第26回（第1問[6]）

ストレスチェック制度に関する次の記述のうち、適切なものを一つ選びなさい。

① ストレスチェック実施事務従事者は、特に資格は要しないが、労働者について解雇、昇進または異動に関して直接の権限を持つ監督的地位にある者は、実施事務従事者になることができない。

② 事業者、実施者は、ストレスチェックを受けなかった労働者に対し、受検の勧奨をしなければならない。

③ 面接指導が必要であると通知された労働者から申出がない場合には、実施者は申出の勧奨を行うことができるが、実施事務従事者は申出の勧奨を行ってはならない。

④ 全ての事業者は、1年以内ごとに1回、定期に、心理的な負担の程度を把握するための検査結果等報告書を所轄労働基準監督署長に提出しなければならない。

解答・解説

①：適切
②：不適切
受検の勧奨は、義務ではなく「することができる」です。
③：不適切
「実施事務従事者」も申出の勧奨ができます。
④：不適切
「全て」の事業者ではなく、常時「50人以上」の労働者を使用する場合に、提出義務があります。

| 解答1 | ① |

問題2 第27回（第1問[7]）

ストレスチェック制度に関する次の記述のうち、適切なものを一つ選びなさい。

① ストレスチェックは、調査票を用いて、職場における当該労働者の心理的な負担の原因に関する項目、心理的な負担による心身の自覚症状に関する項目、職場における他の労働者による当該労働者への支援に関する項目により検査を行う。

② 事業者は、労働者数にかかわらず、事業場の労働者にストレスチェックを1年以内ごとに1回、定期に実施しなければならない。

③ ストレスチェック結果の通知は、必ず実施者が直接受検者及び事業者に同時に通知しなければならない。

④ 事業者は、面接指導の結果に基づき、当該労働者の健康を保持するために必要な措置について医師の意見を聴くことが推奨されている。

解答・解説

①：適切
②：不適切
実施義務があるのは、常時50人以上の労働者を使用する事業場です。
③：不適切
実施者は本人の同意がない場合は事業者に結果を通知してはいけません。
④：不適切
「推奨」ではなく、医師の意見を聴かなければなりません。

| 解答2 | ① |

自殺対策基本法・
アルコール健康障害対策基本法

自殺対策基本法の制定の背景を中心に押さえていきましょう。また、アルコール健康障害防止対策基本法の取組みについても理解しましょう。

🐾 自殺対策基本法

　自殺対策として、2006年6月に「**自殺対策基本法**」が制定され、2007年6月に「**自殺総合対策大綱**」[1]が閣議決定されました。この大綱は、「5年」ごとの見直しをしています。「自殺対策基本法」は、2016年3月に改正され、同年4月から、自殺対策は、**内閣府**から**厚生労働省**（社会・援護局総務課）に移管されることになりました。

　また、この改正で、「国、地方公共団体、医療機関、事業主、学校、自殺対策に係る活動を行う民間団体その他の関係者は、自殺対策の総合的かつ効果的な推進のため、相互に連携を図りながら協力するものとする」と規定されました。

Point　「厚生労働省」から「内閣府」に移管と入れ替える問題が出たので注意しましょう。

①政府が推進する基本的、総合的な自殺対策だよ。

　自殺対策に関する啓発活動をより一層推進するため、2007年の自殺総合対策大綱において毎年9月10日〜16日を「自殺予防週間」、2010年2月のいのちを守る自殺対策緊急プラン（自殺総合対策会議決定）において毎年3月が「自殺対策強化月間」と定められました[2]。

②OECD諸国と比較して、日本の自殺率はまだ高率だよ。低率とのひっかけに注意！

2017年の自殺総合対策大綱

- 地域レベルの実践的な取組の更なる推進
- 若者の自殺対策、勤務問題による自殺対策の更なる推進
- 自殺死亡率を先進諸国の現在の水準まで減少することを目指し、2026年までに2015年比30%以上減少させることを目標とする

　自殺対策の一層の充実を図ることを目的として、2019年6月に「自殺対策の総合的かつ効率的な実施に資するための調査研究及びその成果の活用等の推進に関する法律」が制定され、2019年9月12日から施行されました。

アルコール健康障害対策基本法

　アルコール健康障害の各段階に応じた防止対策を適切に実施し、当事者と家族が日常生活および社会生活を円滑に営むことができるように支援し、飲酒運転、暴力、虐待、自殺等の問題に対する施策との有機的な連携を図る必要があるとして、2013年に制定されました③。2016年5月には、同法12条に基づき、アルコール健康障害対策基本計画が定められています。

③酒類の製造または販売を行う事業者は、アルコール健康障害対策に協力し、アルコール健康障害の発生、進行および再発の防止に配慮するよう努める責務があるよ。

健康増進事業実施者は、国および地方公共団体が実施するアルコール健康障害対策に協力するよう努める責務があるよ。

試験問題を解いてみよう！

問題1 第25回（第1問[11]）

　自殺対策に関する次の記述のうち、不適切なものを一つ選びなさい。

① 自殺対策基本法は、2006年6月に制定され、2016年3月に改正された。

② 事業主は、国、地方公共団体、医療機関、学校、自殺対策にかかる活動を行う民間の団体その他の関係者とともに、自殺対策の総合的かつ効果的な推進のため、相互に連携を図りながら協力することが必要である。

③ 基本的かつ総合的な自殺対策の大綱（自殺総合対策大綱）は、5年ごとに見直しをすることとされている。

④ 自殺対策は、2016年4月から厚生労働省から内閣府に移管された。

解答・解説

①：適切
②：適切
③：適切
④：不適切
「内閣府」から「厚生労働省」に移管されました。

解答1 ④

企業にとっての
3つの意義

ワークライフバランスでの具体的取組みを押さえながら、
生産性向上では「健康職場モデル」をしっかり覚えていき
ましょう。

1 リスクマネジメント

🐾 過労死や過労自殺に伴う4つのリスク 重要!

① 企業が**安全配慮義務**に違反し従業員に損害を与えた場
合、企業に**民事上の損害賠償責任**が生じてしまいます
（**3**参照）。

② 自社の従業員が過労死や過労自殺をした場合、**高額の
損害賠償責任**を負うことになります。

③ 同僚が死に至れば、社内に大きな衝撃が走ります[1]。

④ 社名入りで報道されれば、対外的な**企業イメージの低
下**は避けられません。

🐾 事故やミスにともなう2つのリスク

① 従業員が強いストレスを感じたり、メンタルヘルスを
悪化させ、精神的に不安定な状態で仕事をしていれば、
集中力や判断力の低下を招き、**事故やミス**にもつながり
ます。

② 事故やミスを起こした本人、他の従業員や顧客、地域
住民などの第三者の**安全と健康**を脅かしてしまいます。

このように、企業は従業員のストレスやメンタルヘルスの
問題に対して、**リスクマネジメント**の一環として真剣に取り
組まなければならない時代になっています。

[1] 社員の士気の低
下につながるよ。

2 ワーク・ライフ・バランス 重要!

仕事と生活の調和推進のための行動指針

「仕事と生活の調和推進官民トップ会議」では、2007年に、「仕事と生活の調和（ワーク・ライフ・バランス）憲章」「仕事と生活の調和推進のための行動指針」を策定しました（2016年一部改正）。

この指針では、個々の企業の実情に合わせて、労使で話し合いながら自主的に取り組む活動内容を具体的に掲げて、社会全体として達成を目指す数値目標を設定しています。

区分	具体的な取組み
就労による経済的自立	・人物本位による正当な評価に基づく採用 ・パート労働者等が正規雇用へ移行しうる制度づくり
健康で豊かな生活のための時間の確保②	・労働時間関連法令の遵守の徹底 ・取引先への計画的な発注、納期設定
多様な働き方・生き方の選択	・男性の育児休業等の取得促進に向けた環境整備 ・女性や高齢者等が再就職や継続就業できる機会の提供

（出所：内閣府「仕事と生活の調和推進のための行動指針」）

 Point 3つの「区分」や「具体的な取組み」の入れ替え問題がよく出るので、しっかり覚えておきましょう。

ワーク・ライフ・バランスのメリット③

	メリット
個人	・健康が保たれ、仕事とプライベート（育児・介護・地域活動・自己啓発）の両面の充実。
企業	・プライベートに費やす時間を生み出すためのタイムマネジメント上の工夫が、仕事の生産性向上につながる可能性がある。 ・プライベートを充実させることによりそこから得られた何かが新たな気づきとなって、仕事に好影響を与えることも期待できる。

 ②「健康で豊かな生活のための時間の確保」のための取り組みは、メンタルヘルス対策と共通する部分が多く、メンタルヘルス対策に取り組むことがワークライフバランスの実現にも資するんだよ。

 ③個人のメリットが大切だよ。

①抑うつ状態に陥ると、以前は半日でできた仕事が1日以上かかってしまうこともあるよ。

②メンタルヘルス不調のほか、アレルギーや偏頭痛、生活習慣等による生産性の低下が指摘されているよ。

③「以前」と「最近」の考え方の違いを押さえよう！

3 生産性の向上

🐾 生産性の低下と労働力の損失

　従業員がメンタルヘルスを悪化させていれば、集中力や注意力が低下して仕事の生産性も低下してしまいます①。

🐾 アブセンティーズムとプレゼンティーズム

　WHO（世界保健機関）によって提唱された健康問題に起因したパフォーマンス（生産性）の損失を表す指標です②。

アブセンティーズム	健康問題による仕事の欠勤（病欠）の状態
プレゼンティーズム	欠勤に至らずに勤怠管理上は表面に出てきていないが、健康問題が理由で業務遂行能力や生産性が低下している状態

🐾 健康職場モデルの考え方③

　米国立労働安全衛生研究所（NIOSH）が提示した考え方で、健康職場モデルと呼ばれている考え方があります。これによると、従業員の健康や満足感を維持・向上させることが、組織の生産性向上に寄与することになり、高業績にもつながると期待できるので、企業がメンタルヘルスに取り組む意義があるといえます。

以前の考え方	従業員の健康を重視して職場環境の改善を行ったり、仕事量を減らすなど労働負荷を軽減したりすれば、コストがかかり生産性も低下する。
最近の考え方	従業員の健康や満足感と組織の生産性を両立させることは可能であり、むしろ両者には相互作用があり互いに強化できる。 ┌組織特性┐ ・マネジメントの態様 ・組織文化・風土 ・組織の価値観　→影響を与える→　┌組織の健康┐ ・生産性 ・健康・満足感

健康経営

健康経営とは、「従業員の健康保持・増進の取組が、将来的に収益性等を高める投資であるとの考えの下、健康管理を経営的視点から考え、戦略的に実践すること」です[④]。

経済産業省と東京証券取引所は、この観点からの優良企業を「健康経営銘柄」に選定し、公表しています。経済産業省と日本健康会議は「健康経営優良法人認定制度」を実施し、上場企業に限定されている健康経営銘柄制度を補足するものとして、特に優良な健康経営を実践している非上場企業や医療法人等を顕彰しています。

④つまり、従業員の健康管理問題を、経営課題としてとらえることだよ。

>
> **Point** 「健康経営銘柄」を選定し、公表しているのは「経済産業省と東京証券取引所」です。「厚生労働省」ではないので、注意しましょう。

4 ワーク・エンゲイジメント

ワーク・エンゲイジメントとは

ワーク・エンゲイジメントとは、次の3つがそろった状態です[⑤]。

①仕事に誇りやりがいを感じている（熱意）
②仕事に熱心に取り組んでいる（没頭）
③仕事から活力を得ていきいきとしている（活力）

⑤バーンアウトした従業員は、疲弊し、仕事への熱意が低下し、ワーク・エンゲイジメントの高い従業員は、心身の健康が良好で、生産性も高いよ。

ワーク・エンゲイジメントの高い人の特徴[⑥]

健康	心身の健康が良好、睡眠の質が高い
仕事・組織	職務満足感や組織への愛着が高く、離転職の意思や疾病休業の頻度が低い
パフォーマンス	自己啓発学習への動機づけや創造性が高く、役割行動や役割以外の行動を積極的に行い、部下への適切なリーダーシップ行動が多い

⑥ワーク・エンゲイジメントが高い人は、心身ともに健康で、仕事や組織に積極的にかかわり、良好なパフォーマンスを発揮するよ。

✿ ワーク・エンゲイジメントを高める要因

ワーク・エンゲイジメントを高めるための考え方の枠組みとして、「仕事の要求度—資源モデル」があります。

仕事の要求度	ストレス要因（仕事の量的質的負担、身体的負担、対人葛藤、役割のあいまいさ）
仕事の資源	職場や仕事が有する強み（仕事の裁量権、上司や同僚からの支援、仕事の意義、組織との信頼関係など）
個人の資源	個人が有する強み（自己効力感やレジリエンスなど①）

仕事の要求度—資源モデルは、「動機づけプロセス」と「健康障害プロセス」の２つのプロセスから構成されます②。

動機づけプロセス	仕事の資源／個人の資源 →ワーク・エンゲイジメント
健康障害プロセス	仕事の要求度 →バーンアウト（ストレス反応）

➡ 健康・組織アウトカム

①自己効力感とは、「自分がある状況で必要な行動を上手に遂行できると認知していること」だよ。

レジリエンスとは「精神的回復力」「抵抗力」「耐久力」「再起力」のことだよ。

②仕事の資源と個人の資源の向上が、いきいきとした職場づくりと従業員支援において重要になるよ！

試験問題を解いてみよう！

問題1 第30回（第1問[8]）

「仕事と生活の調和（ワーク・ライフ・バランス）憲章」（仕事と生活の調和推進官民トップ会議、2007年、2016年一部改正）において、仕事と生活の調和を実現するために目指すべき社会として記載されていないものを次の中から一つだけ選びなさい。

① 健康で豊かな生活のための時間が確保できる社会
② 多様な働き方・生き方が選択できる社会
③ 健康で文化的な最低限度の生活ができる社会
④ 就労による経済的自立が可能な社会

解答・解説

①：記載されている
②：記載されている
③：記載されていない
④：記載されている

解答1	③

問題2 第29回（第1問[10]）

健康職場モデルに関する次の記述のうち、不適切なものを一つ選びなさい。

① 健康職場モデルが提示された以降は、従業員の健康を重視して職場環境の改善を行ったり仕事量を減らすなど労働負荷を軽減したりすれば、コストがかかり生産性も低下する、と考えられるようになった。

② 健康職場モデルは、ＮＩＯＳＨ（米国立労働安全衛生研究所）が提示した考え方である。

③ 従業員の健康や満足感と組織の生産性とを両立させることは可能であり、むしろ両者には相互作用があり互いに強化することができる。

④ マネジメントの態様、組織文化・風土、組織の価値観といった組織特性は、従業員の健康や満足感及び組織の生産性に影響を与える。

解答・解説

①：不適切
この考えは提示される以前の考え方です。
②：適切
③：適切
④：適切

解答2 ①

問題3 予想問題

次の記述のうち、不適切なものを一つ選びなさい。

① 企業が安全配慮義務に違反し従業員に損害を与えた場合、企業に民事上の損害賠償責任が生じる。

② 従業員が強いストレスを感じたりメンタルヘルスを悪化させ、精神的に不安定な状態で仕事をしていれば、集中力や判断力の低下を招き、事故やミスにつながる。

③ 健康経営とは、従業員の健康保持や増進の取組みが、将来的に収益性等を高める投資であるとの考えの下、健康管理を経営的視点から考え、戦略的に実践することである。

④ 厚生労働省と東京証券取引所は、優良な健康経営を実践する企業を「健康経営銘柄」に選定し、公表している。

解答・解説

①：適切
②：適切
③：適切
④：不適切
「厚生労働省」ではなく「経済産業省」です。

解答3 ④

12 メンタルヘルスケアの方針と計画

頻出度
★★★

事業者の方針やメンタルヘルスケアの体制づくりについて
理解しましょう。

🐾 メンタルヘルスケアにおける事業者の方針の意義

方針とは、事業者にとっての意思表明①であり、実行に結びついて事業者としての役割を果たしたことになります。そのためには、方針とプログラムの整合性、実行におけるリーダーシップ、貢献したスタッフを評価する仕組みの存在が不可欠です。

①事業者の意思表明が、活動の推進に結びつくんだね。

（1）事業者の方針

メンタルヘルスケアの推進力となる次の事項を盛り込むことを検討します。

①メンタルヘルスケアの重要性の認識　②職場全体を巻き込んでの対策　③プライバシーへの配慮　④継続的実施

（2）方針の周知

事業者から出される方針は、**組織を構成するメンバー**に周知されて初めて意味をもちます。そのため、方針は**目に触れる**ようにすることが重要になります。

目に触れる方法として、職場内に掲示、ウェブサイトのトップページに掲示、社内報に掲載、社内メールで全員に配信があります。

心の健康づくり計画の策定、実施、評価

(1)「心の健康づくり計画」で定める事項 重要!

　「労働者の心の健康の保持増進のための指針」では、「心の健康づくり計画」で定める事項として、次の①〜⑦を挙げています②。

②定める事項はよく出題されているので、しっかり覚えよう。

---

①事業者がメンタルヘルスケアを積極的に推進する旨の表明に関すること

②事業場における心の健康づくりの**体制の整備**に関すること

③事業場における**問題点の把握及びメンタルヘルスケアの実施**に関すること

④メンタルヘルスケアを行うために**必要な人材の確保及び事業場外資源の活用**に関すること

⑤労働者の**健康情報の保護**に関すること

⑥心の健康づくり計画の**実施状況の評価及び計画の見直し**に関すること

⑦その他労働者の心の健康づくりに必要な措置に関すること③

（出所：厚生労働省「労働者の心の健康の保持増進のための指針」）

⑤労働者の健康情報の保護は、「**個人情報**」と引っかけてくるので、注意しましょう。

③指針は、ストレスチェックの義務化により2015年に改正されたよ。心の健康づくり計画において、ストレスチェック制度の位置づけを明確にすることが望ましいとされているよ。

(2) メンタルヘルスケアの体制づくり

①　安全衛生活動は、**事業者のリーダーシップ**のもと、**職場ライン**④が中心となって機能し、**労働者の安全衛生活動への参加意識**を高めます。それを、安全衛生の担当部門などのスタッフ部門がサポートして展開されます。

　また、安全衛生に関する事項を審議する場として**安全衛生委員会**（衛生委員会）があり、委員会の事務局や外部機関との窓口を担当部門が担います。重要!

④職場ラインが中心となるよ!

②　心の健康づくり計画のようなシステムを運営するための文書は、単に実施要領を集めたマニュアルを作るだけでは不十分で、**方針**を最高位の文書とし、**上位文書**と**下位文書、様式**から文書体系の構築①をしていきます。

①文章体系のイメージだよ！

文書	内容	
上位	システム文書	組織、計画、実施、評価、見直しなどのシステム構成を規定する
下位	実施要領（手順書）	具体的な実施方法

Point
- 安全衛生活動をサポートするのは、人事労務、メンタルヘルス担当ではありません。注意しましょう。
- 上位文書と下位文書の入れ替えに注意しましょう。

（3）心の健康づくり計画の策定

　心の健康づくり計画は、それを実施する**システム**（体制）、計画的に実施するべき施策の内容と具体的な**活動スケジュール**、そして**目標**からなります②。

②年間計画に基づく活動のほか、臨時的に発生する活動（緊急事態への対応など）がスムーズに実施されることが重要だよ。

（4）心の健康づくりの**目標と評価**

目標	評価項目と具体的な達成目標③
方針	目的を具体的に表明できる形式で表したもの

【評価指標例】

- 自殺者数ゼロ
- 一定程度以上のプレゼンティーズムの発生者の割合
- ストレスチェックによる高ストレス者の割合
- 職場のコミュニケーションがよいとする労働者の割合
- 働きやすいと評価する労働者の割合
- 復職面接の実施数
- 管理職教育参加率

③目標は方針との関連が明確である必要があるよ！

試験問題を解いてみよう！

問題1 第24回（第1問[7]）

次の記述のうち、「労働者の心の健康の保持増進のための指針」（厚生労働省、2006年、2015年改正）における「心の健康づくり計画」に定める事項として挙げられていないものを一つ選びなさい。

① 事業場における心の健康づくりの体制の整備に関すること。

② 定期健康診断の実施と有所見者への対応に関すること。

③ 労働者の健康情報の保護に関すること。

④ メンタルヘルスケアを行うために必要な人材の確保及び事業場外資源の活用に関すること。

解答・解説

①：挙げられている
②：挙げられていない
「定期健康診断の実施と有所見者への対応」は心の健康づくり計画の定める事項に挙げられていません。
③：挙げられている
④：挙げられている

解答1 ②

問題2 第29回（第1問[11]）

心の健康づくり計画の策定・実施・評価に関する次の記述のうち、不適切なものを一つ選びなさい。

① 心の健康づくり計画は、それを実施するシステム（体制）と具体的な活動スケジュール、そして目標から構成される。

② 「労働者の心の健康の保持増進のための指針」（厚生労働省、2006年、2015年改正）では、心の健康づくり計画で定める事項として、労働者の健康情報の保護に関することが挙げられている。

③ 安全衛生活動は、事業者のリーダーシップのもと、職場ラインが中心となって機能し、さらに労働者の安全衛生への参加意識を高め、それを安全衛生の担当部門などのスタッフ部門がサポートして展開される。

④ 心の健康づくり計画の達成目標は、具体的な数値でかつ事業場の全労働者に関する項目を設定しなければならないので、「復職面接の実施数」という指標は評価指標としてふさわしくない。

解答・解説

①：適切
②：適切
③：適切
④：不適切
評価指標としてふさわしいものです。

解答2 ④

マネジメント

新しく追加された箇所なので今後の出題が期待されます。
マネジメントの重要性や必要なスキルを理解していきましょう。

🐾 マネジメントの重要性

健康や安全の活動にも時代の変化に対応した組織的、かつ体系的に取り組んで継続的に改善していく仕組みが求められるようになりました。

2018年3月	国際標準化機構（ISO）が労働安全衛生マネジメントシステム（OSHMS）に関する国際規格を発行 →2018年9月に日本産業規格（JIS）がOSHMSを制定

🐾 管理監督者に必要なマネジメントスキル[1]

組織の目標達成のために、メンバーが能力を最大限に発揮できる戦略や仕組みをつくり、計画を実行、管理する必要があります。

① 組織のマネジメント

組織を円滑に運営するために必要な要素は、マッキンゼー・アンドカンパニーの「組織の7S」があります[2]。

ハードの3S	経営者が比較的短期間に変更できてコントロールしやすいもの
ソフトの4S	会社で働く労働者によって決まるもので簡単には変更できず、変更しにくいもの

①マネジメントは、「経営」「管理」の意味で使われているよ。

②管理監督者が、要素ごとに考察し、相互の影響を理解し工夫を重ねて健康管理の目標達成を目指す手法として有効に活用されるべきだよ。

ハードの3S	戦略　Strategy	競争優位性の獲得を維持するための事業の方向性、経営課題の解決手段
	組織　Structure	組織が集団として最大限のパフォーマンスを発揮するために構築される組織の構造や形態
	システム　System	組織活動を円滑に進める、また他組織と差別化を図る上で必要となるシステム
ソフトの4S	価値観　Shared Value	企業、組織が共通認識を持つ企業理念や価値観
	スキル　Skill	組織や個人が持っている特定の能力で、組織の目標達成のために重要
	人材　Staff	組織が掲げる価値観を共有・共感できる人材、個々の人材の能力
	スタイル　Style	組織の持つ雰囲気、職場環境、経営スタイル、社風、組織文化

(出所：公式テキストP.66)

②　必要なマネジメントスキル

管理監督者は、組織の人材にふさわしい活躍の場を与えて、発揮する成果の最大化を図り、成果を最大化できるような人材を育成しなければなりません[3]。

階層ごとに求められるスキル

経営者層	• 組織全体の経営計画の立案、事業戦略・経営戦略を検討・立案する
管理者層	• 経営者層を補佐し、上層部が決定した戦略を下層の監督者層に説明し、実行に移してもらう • 現場からの意見を適切に聞き取りながら、上層のマネジメントに反映させる • 組織の現場を指揮し、上層部の示した方向性を現場に反映して実現を目指す

🐾 メンタルヘルスケアに必要なスキル

①　メンタルヘルスの取り組みの目標設定

組織をマネジメントするために最も重要なことは、「その組織が向かうべき方向と達成すべき目標」を具体的に示すことです。

②　目標に対する課題の把握と分析

メンタルヘルスの課題は、組織とその組織に所属する労働者の両面から取り組んで課題を解決する必要があります[4]。

[3]リーダーシップは、重要なスキルで、組織の上位層になればなるほど強いリーダーシップのスキルが必要だよ。

[4]組織の課題では、職場のもつ雰囲気、職場環境、経営スタイル、人の課題では、メンタルヘルスに対する知識、組織への適応能力などだよ。

① OSHMS は こ
の仕組みを規格化
したものだよ！

③　PDCA サイクルの的確な運用

　PDCA サイクルとは、P：Plan（計画）、D：Do（実施）、C：Check（評価）、A：Act（改善）の４段階を繰り返すことで、継続的な改善を行う手法です。

　この一連の過程を「PDCA サイクル」と呼び、PDCA サイクルを繰り返すことで、組織や活動のレベルをスパイラル状にアップすることができます①。

　PDCA サイクルを的確に運用するためには、管理監督者が定期的にチェック（C：評価）することがとても重要で、組織の雰囲気や個人の理解度に大きく左右されます。

試験問題を解いてみよう！

問題1　予想問題

次の記述のうち、不適切なものを一つ選びなさい。

① 　組織を円滑に運営するために必要な要素は、マッキンゼー・アンドカンパニーの「組織の７S」がある。

② 　「ハードの３S」には、戦略、組織、システムがある。

③ 　「ソフトの４S」には、価値観、スキル、人材、スタイルがある。

④ 　「ソフトの４S」とは、経営者が比較的短期間に変更できてコントロールしやすいものである。

解答・解説

①：適切
②：適切
③：適切
④：不適切
「会社で働く労働者によって決まるもので、簡単には変更できず、変更しにくいもの」です。

| 解答 1 | ④ |

14 労働時間の管理

頻出度
★★★

労働時間管理の重要性とメンタルヘルス不調の関係性を理解しましょう。

🐾 労働時間管理の重要性①

（1）医学的な検討結果

　長期間にわたる長時間労働や睡眠不足からくる疲労の蓄積が血圧の上昇などを生じさせ、その結果、血管病変などがその自然経過を超えて著しく増悪し、脳・心臓疾患の発症につながることがわかっています。

（2）過重負荷の定義

　「過重労働による健康障害防止のための総合対策」では、発症に近接した時期だけでなく、発症前の長期間の業務の過重負荷による疲労の蓄積も考慮すべきとして、疲労の蓄積をもたらす長期間の過重業務も業務による明らかな過重負荷②として考慮しています。

健康状態	• 管理監督者は部下の健康状態を把握し、産業医などの産業保健スタッフとの連携をとり、組織として過重負荷によるリスク防止策をとる。
期間	• 長時間労働が恒常的に長期間発生した場合、ストレス反応は持続し、過大となり、回復が難しくなる。 • 当初の計画期間を延長する場合は、健康状態に気を配る。
就労態様	• 長時間労働③、不規則な勤務（出張、交替制）、作業環境、精神的緊張をともなう労働が含まれる。

過重労働による健康障害防止のための総合対策④

2019年改正	事業者が講ずべき措置は、「時間外労働・休日労働時間の削減」「年次有給休暇の取得促進」「労働者の健康管理に係る措置の徹底」などの見直し
2020年改正	中小事業主まで適用される

①労働時間の管理は、健康影響への見直しから労災認定基準が改正されて大変重要になったよ！

②脳・心臓疾患の発症の基礎となる血管病変などを自然経過を超えて著しく増悪させることが客観的に認められる負荷のことだよ。

③時間外労働や休日労働のことだよ。

④管理監督者は、「過重労働」の一連の動向を熟知して対応することが求められるよ！

🐾 長時間労働が与える影響

（**1**）平成28年社会生活基本調査（総務省）や2015年国民生活時間調査（NHK放送文化研究所）によると、1日6時間の睡眠が確保できない状態は、1日の労働時間が8時間を超え4時間程度の時間外労働を行った場合に該当します。これが1か月以上続いた状態は、おおむね80時間を超える時間外労働として想定されます。

（**2**）時間外・休日労働が発症前1〜6か月間に1か月あたり45時間を超え、時間外労働が長くなるほど業務と健康障害発症との関連性が強まっていきます。

🐾 不規則勤務[1]が与える影響 重要!

①出張、交替制勤務のことだよ！

不規則勤務が続くと、不眠や睡眠障害を起こし、睡眠時間はもとより睡眠の質についても大きな影響を及ぼします。

🐾 作業環境が与える影響 重要!

作業環境（温度変化、騒音、時差）と脳・心臓疾患の発症との関連性はそれほど強くないといわれていますが、過重性の評価にあたっては、付加的要因として評価する必要があります。

🐾 精神的緊張（心理的負荷）[2]が与える影響

①2011年に「心理的負荷による精神障害の認定基準」が策定されたよ。4章1で学習するよ。

労働時間の管理は、脳・心臓疾患との関連と同時にメンタルヘルス不調との関連からもさらに重要性が増しています。長時間労働がある場合の心理的負荷の評価方法は、次の通りです。

③時間外労働時間数は目安で、この基準に至らない場合でも、心理的負荷を「強」と判断することがあるよ！

「強」となる例	期間	時間外労働[3]
特別な出来事としての極度の長時間労働	1か月	160時間以上
	3週間	120時間以上
出来事としての長時間労働	2か月連続	1月当たり120時間以上
	3か月連続	1月当たり100時間以上
他の出来事と関連した長時間労働	転勤して新たな業務に従事した後	100時間程度

※ここでの「時間外労働」は、週40時間を超える労働時間をいいます。

👣 米国のジョンソン（Johnson）の報告

　循環器系疾患の疾病休業者は、仕事のコントロールが有意に低い傾向が示されています。職場ストレスの高い環境に加えて上司や同僚からのサポートが低い、特に現場労働者で心血管疾患による死亡率・罹患率が高くなっています。これらのことから、ジョンソンは、①**仕事の要求度が高い**、②**コントロールが低い**（裁量権がない）、③**社会的支援が低い**（周囲のサポートがない）が組み合わさった状態が精神的緊張の最も高い状態であり、脳・心臓疾患などの疾病のリスクが高いとしています。

試験問題を解いてみよう！

問題1 第23回（第1問[10]）

　労働時間などの管理に関する次の記述のうち、不適切なものを一つ選びなさい。
① 「平成28年社会生活基本調査」（総務省）や「2015年国民生活時間調査」（NHK放送文化研究所）から類推すると、1か月当たりおおむね80時間を超える時間外労働があった場合、その労働者は1日6時間程度の睡眠を確保できない状態と想定される。（改題）
② 不規則な勤務は、睡眠リズムを乱すため不眠や睡眠障害を起こし、睡眠時間はもとより睡眠の質についても大きな影響を及ぼす。
③ 温度変化・騒音・時差などの作業環境と脳・心臓疾患の発症との間に、関連性は認められない。
④ 仕事の要求度が高く、コントロール（裁量権）が低く、周囲のサポートが低い状態が精神的緊張の最も高い状態であり、脳・心臓疾患をはじめとする疾病のリスクが高い。

解答・解説

①：適切
②：適切
③：不適切
関連性はそれほど強くないと言われていますが、付加的要因として評価する必要があります。
④：適切

解答1　③

問題2 第26回（第1問[3]）

労働時間管理の重要性に関する次の記述の［　　　］にあてはまる語句の組合せとして、適切なものを一つ選びなさい。

医学的な検討結果によれば、長期間にわたる長時間労働や［　ア　］からくる疲労の蓄積が血圧の上昇などを生じさせ、その結果、血管病変などがその自然経過を超えて著しく増悪し、［　イ　］の発症につながる。

そこで、「過重労働による健康障害防止のための総合対策」（厚生労働省、2006年、2020年改正）では、疲労の蓄積をもたらす長期間の過重業務も、業務による明らかな［　ウ　］として考慮している。（改題）

① （ア）単身赴任
　　（イ）うつ病
　　（ウ）過重負荷

② （ア）睡眠不足
　　（イ）胃・十二指腸潰瘍
　　（ウ）ハラスメント

③ （ア）精神的緊張
　　（イ）脳・心臓疾患
　　（ウ）特別な出来事

④ （ア）睡眠不足
　　（イ）脳・心臓疾患
　　（ウ）過重負荷

解答・解説

ア：睡眠不足
イ：脳・心臓疾患
ウ：過重負荷

解答2　④

15 ラインによるケアの重要性

管理監督者の役割として職場環境の改善と相談対応の2つのラインケアについて理解していきましょう。

🐾 ラインによるケアの推進

(1) 労働者の心の健康の保持増進のための指針

ラインによるケアは、①ラインによる職場環境などの改善、②個々の労働者に対する相談対応（心の健康問題をもつ労働者への対応を含む）の両面からの推進を求めています。

(2) 職場環境の改善

①　労働者の心の健康には、物理的な職場環境だけではなく、職場環境を広くとらえた労働時間、仕事の量と質、職場の人間関係、職場の組織、人事労務管理体制、職場の文化や風土が影響を与えています。

②　管理監督者は、部下の心の健康を保つために日常から部下の仕事の状況を把握するばかりではなく、できるだけ多くの情報から、部下のストレス状態や問題点を知っておくことが大切です①。

③　管理監督者は、ラインによるケアを推進するために人事労務に関する知識や組織論の知識、ストレスマネジメントの知識、マネジメント能力、人間関係調整力（リーダーシップ）などの幅広い知識が求められます②。

④　2020年5月に「心理的負荷による精神障害の認定基準について」は、「パワーハラスメント」の定義が法律上規定されたことから改正されました③。パワーハラスメントに当たらない暴行やいじめ等は、「同僚等から、暴行又は（ひどい）いじめ、嫌がらせを受けた」に修正されました。

①疾病性（病気かどうか）の把握ではないよ。

②管理監督者は色々な知識やスキルが必要なんだね。

③管理監督者は、自分の立ち位置を確認し、部下の指導に気をつけよう。

（3）労働者に対する相談対応

① 管理監督者は、日常から労働者の自発的な相談に対応するよう努めなくてはなりません。その際、管理監督者が気をつけることは、自分の部下の問題だからといって自分だけで対応しないことです。むしろ、速やかに事業場内外の産業保健スタッフに相談することが望ましいとされています。

② 上司である管理監督者が相談を含めて部下の話を聴くときには、**積極的傾聴①**（アクティブリスニング）が悩みを抱える部下の心の健康問題の解決に効果があります。

①注意深く真剣に話を聴いている姿勢を言葉と態度を通して積極的に表すことにより、相手が話しやすい場を作ってよりよくサポートすることだよ。

> **Point** 管理監督者が部下の話を聴くときは、「積極的傾聴」です。「消極的」との引っかけに注意しましょう！

🐾 ラインによるケアを推進するための環境整備

管理監督者は労働者の心の健康問題への気づきや対応についての教育研修を積極的に受ける必要があります。さらに、管理監督者が事業場外資源から情報収集できるような体制づくりや情報提供も大切です。

> **Point** 部分は同じ問題が何度も出題されていますので、しっかり覚えておきましょう。

試験問題を解いてみよう！

問題1 第24回（第1問[4]）

ラインによるケアに関する次の記述のうち、不適切なものを一つ選びなさい。

① 労働者の心の健康には、物理的な職場環境のみならず、労働時間、仕事の量と質、職場の人間関係、職場の文化や風土などが影響を与えている。

② ラインによるケアを推進するためには、人事労務に関する知識、組織論の知識、ストレスマネジメントの知識、マネジメント能力、人間関係調整能力など、幅広い知識や能力が管理監督者に求められる。

③ 管理監督者は、日常から部下の仕事状況を把握し、何らかの異変や「いつもと違う」様子、すなわち疾病性の把握に努める。

④ 管理監督者は、部下からの自発的な相談に対応しながらも、全て自分だけで対応しようとせずに、必要に応じて事業場内の産業保健スタッフに相談したり、該当者に専門医への受診を促したりすることが望ましい。

解答・解説

①：適切
②：適切
③：不適切
「疾病性」とは、病気であるか否かの医学的判断のことです。ここでは、できるだけ多くの情報から部下のストレス状態や問題点を知っておくことが大切です。
④：適切

| 解答1 | ③ |

問題2 第21回（第1問[8]）

「ラインによるケア」に関する次の記述のうち、不適切なものを一つ選びなさい。

① 「ラインによるケア」の要である管理監督者に求められる主要な役割は、職場環境などの改善と、個々の労働者に対する相談対応である。

② 「ラインによるケア」を推進するためには、人事労務に関する知識、組織論の知識、ストレスマネジメントの知識、人間関係調整能力など、幅広い知識が管理監督者に求められる。

③ 管理監督者が相談を含めて部下の話を聴くときには、説得的な聴き方が、悩みを抱える部下の心の健康問題の解決に効果がある。

④ 部下からの自発的な相談に対応しながらも、すべて自分だけで対応しようとせずに、必要に応じて事業場内外の産業保健スタッフや専門医への相談や受診を促すことが望ましい。

解答・解説

①：適切
②：適切
③：不適切
「説得的」な聴き方ではなく「積極的」な聴き方、つまり積極的傾聴が効果があります。
④：適切

| 解答2 | ③ |

ストレス及びメンタルヘルスに
関する基礎知識

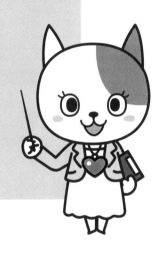

●✦ **この章で学ぶこと**

管理監督者に必要なストレスやメンタルヘルス
不調に関する基礎知識や心の健康問題について
学んでいきます。ストレスがどのように心と体
に影響を与えるのか、そしてストレスによる疾
患や症状についても学習していきます。

✦ **試験の特徴**

• 出題率は4/50問

• 出題数は少ないですが、何度もくり返し出題
 されている 重要! は必ず押さえましょう。

ストレスとは

「ストレス」とは何か、また、ストレス反応はどのような
ものがあるかを学んでいきましょう。また、ストレッサー
の種類やストレス反応の時期も押さえていきましょう。

🐾 ストレスとストレス反応 重要!

　ストレッサーとストレス反応をあわせて、ストレスといいます。

ストレス

ストレッサー	＋	ストレス反応①	─	①精神症状 （不安、怒り、不満、抑うつ気分）
ストレス要因 ストレス負荷 ストレス原因		ストレス状態		②身体症状 （疲労感、食欲不振、不眠）
↓		↓		③行動の変化 （喫煙や飲酒量の増加）
個人にとって負担となる出来事や要請		ストレッサーにより引き起こされた右の3つの反応		

①3つのストレス
反応をしっかり覚
えておこう！

　持続的な慢性ストレス状態では、内分泌系、自律神経系の機能が亢進②した状態となり、免疫系が抑制され、身体のバランスが保たれなくなり、何らかの健康障害が発生します。
　上記のようなストレス反応が強いまま持続し、症状が固定すると、ストレス病になります。ストレス病には、**うつ病、高血圧症、胃・十二指腸潰瘍、心筋梗塞**があります③。
　どのようなストレス病になるかは個人の生活習慣や体質が関係します。

②何らかの原因で
ホルモンバランス
が崩れ、その働き
が必要以上に活発
になった状態のこ
とだよ。「低下」
の反対語だよ。

③4つのストレス
病をしっかり覚え
てね。

「ストレス反応が強いまま持続して症状が固定すれば、全員がこれらのストレス病になる」のではありません。どのストレス病になるかは生活習慣や体質と関係してきます。

ストレッサーとストレス反応

（1）心理社会的ストレッサー

メンタルヘルス不調に関係が深いとされている「心理社会的ストレッサー」には、次のものがあります。

ストレッサー	内容
役割に伴うもの	職場や家庭、学校における立場や責任、あるいは能力以上または以下の仕事など
人間関係に伴うもの	親子や夫婦間、上司と部下、同僚間、友人、近所との関係、親しい人の死など
様々な欲求が満たされないことに伴うもの	昇進できないなど

（2）ストレス反応

ストレッサーの強さ、持続などのほか、個人的要因④、緩衝要因⑤により異なりますが、初期、疲憊期によっても異なります。

	初期（警告反応、抵抗期） ➡	疲憊期
感情面	不安、緊張、イライラ、焦燥感	抑うつ感、無力感、自責感
思考面	解決思考	集中力、判断力の低下
意欲・活動性	亢進状態または普通	意欲、活動性の低下
心身の状態	無症状あるいは不眠傾向、一時的な血圧上昇、自律神経症状など	慢性睡眠障害、蓄積疲労、不安障害、うつ病、適応障害、高血圧症、脳・心血管障害など

（出所：公式テキストP.81）

 ④年齢、性別、性格などのことだよ。

 ⑤ストレスを和らげてくれる上司、同僚、家族のことだよ。

Point 初期と疲憊期の各面における内容の具体例をしっかり
覚えましょう。
初期と疲憊期の内容を逆にして引っかけてくる問題が
あるので、注意しましょう。

　ストレス反応は時期によっても異なるため、初期の段階で
ストレス要因が軽減されたり、適切なストレス対策が行われ
れば病気には至らず、回復も早くなります。しかし、ストレ
ス反応が長く続き、悪化して**うつ病**になる①場合もありま
す。うつ病の状態まで進んでしまうと、休養や治療が必要に
なり、回復に時間がかかります。

①ストレスには、
早期発見、早期対
処が大事だよ！

（3）うつ状態やうつ病になる場合に出現する症状

②自殺したいとい
う考えのことだ
よ。

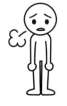
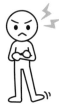

| 身体症状 倦怠感、疲れがとれない | 精神症状 不眠、不安、イライラ、焦燥感、不満、怒り | 社会活動性の低下 集中力・能率の低下、人に会いたくない、仕事に行きたくない | 抑うつ症状、無力感、自責の感情、希死念慮② |

うつ病

ボー…ッ

Point 身体から始まる症状が出る順番を覚えておこう。

試験問題を解いてみよう！

問題1 第22回（第2問[1]）

次の記述のうち、不適切なものを一つ選びなさい。

① ストレス負荷時の心身の初期反応として、警告反応がある。

② ストレス負荷時の心身の初期反応では、一時的な血圧上昇がみられることが多い。

③ ストレス負荷時の心身の初期反応では、感情面で無力感、自責感が出現することが多い。

④ ストレス負荷時の心身の初期反応では、思考面で解決思考となる。

解答・解説

①：適切
②：適切
③：不適切
疲憊期の反応です。
④：適切

| 解答1 | ③ |

問題2 第27回（第2問[2]）

ストレス反応に関する次の記述のうち、適切なものを一つ選びなさい。

① 一般的にストレス反応のことをストレッサーと呼ぶ。

② ストレス反応が長く続き、悪化して、うつ状態やうつ病になる場合、一般的にはまず身体症状が出て、次に精神症状が出現し、引き続いて社会活動性の低下、最後に抑うつ症状などが出現する。

③ 慢性ストレス状態では、内分泌系の機能が亢進した状態になり、免疫系と自律神経系の機能は抑制され、何らかの健康障害が発生し、これがストレス病と呼ばれる。

④ 心理社会的ストレッサーの人間関係に伴うストレッサーには「昇進できない」がある。（改題）

解答・解説

①：不適切
ストレス反応のことは、「ストレス状態」と呼びます。
②：適切
③：不適切
自律神経系は「亢進」されます。
④：不適切
「昇進できない」は「様々な欲求が満たされない」ことに伴うストレッサーです。

| 解答2 | ② |

健康障害メカニズム

2

頻出度
★ ★ ★

図を見ながら健康障害が起こるまでのメカニズムの流れを
押さえていきましょう。

🐾 健康障害メカニズムの流れ

　ストレスにより、健康障害が起こるまでの流れは、次のよ
うになっています。

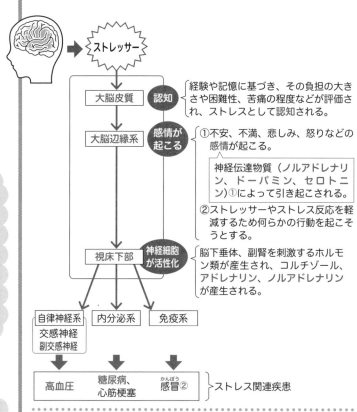

経験や記憶に基づき、その負担の大き
さや困難性、苦痛の程度などが評価さ
れ、ストレスとして認知される。

①不安、不満、悲しみ、怒りなどの
感情が起こる。

神経伝達物質（ノルアドレナリ
ン、ドーパミン、セロトニ
ン）①によって引き起こされる。

②ストレッサーやストレス反応を軽
減するため何らかの行動を起こそ
うとする。

脳下垂体、副腎を刺激するホルモ
ン類が産生され、コルチゾール、
アドレナリン、ノルアドレナリン
が産生される。

> ①ノルアドレナリ
> ンは、脳内の危機
> 管理センター、
> ドーパミンは、快
> の感情や意欲、セ
> ロトニンは、ドー
> パミンとノルアド
> レナリンを制御
> し、精神を安定さ
> せ幸福感を生み出
> す物質だよ。

> ②風邪のことだ
> よ。

Point 大脳皮質、大脳辺縁系、視床下部のそれぞれの役割を
覚えておきましょう。

　ストレッサーに直面したときに生じる不安、不満などの感情は、神経伝達物質によって引き起こされます。神経伝達物質は、不安や抑うつ気分、意欲、活動性と密接に関係しています。この物質の産生や伝達が障害されると、**うつ病**や**不安障害**などのメンタルヘルス不調が起こります。

物質名	作用③	病気
アドレナリン ノルアドレナリン	・血圧や心拍数の増加 ・血液凝固の促進 ・中枢神経覚醒 ・胃粘膜血流低下	・高血圧 ・狭心症 ・心筋梗塞 ・不整脈 ・脳卒中
コルチゾール④	・糖の産生の促進 ・免疫抑制 ・胃酸分泌促進	・糖尿病 ・感染症 ・胃十二指腸潰瘍

③増加→低下
促進→抑制、低下
と引っかけに注意
しよう。

🐾 自律神経系

　自律神経系には交感神経系と副交感神経系があり、身体諸器官は、この両方の支配を受けています⑤⑥。

		特徴
交感神経	スイッチon 働くパワーup	・生命の危機などの強いストレッサーや不安を感じる状態に直面すると優位になる。 ・アドレナリンが副腎髄質から、ノルアドレナリンが交感神経末端から血中に放出される。
副交感神経	ゆったりする リラックスする	・睡眠や休息時、食後などエネルギー補給の際に優位になる。 ・消化器の機能も調整し、胃・十二指腸潰瘍、下痢、腹痛、便通異常をきたす過敏性腸症候群の発症に関係している。

④副腎皮質ホルモンだよ。

⑤交感と副交感の違いをしっかり押さえよう。

⑥自律神経失調症になると、自律神経のバランスが乱れ、様々な体の不調が起こるよ。

🐾 免疫系

　感染、がんの発生などに関与し、仕事や試験によって過労や睡眠不足、心理的葛藤などのストレス状態が長く続いたときに、感冒にかかったりします。

試験問題を解いてみよう！

問題1 予想問題

次の記述のうち、不適切なものを一つ選びなさい。

① ストレスによる健康障害のメカニズムにおいて、自律神経系の異常は高血圧を発生させる。

② ストレスによる健康障害メカニズムにおいて、内分泌系の異常は糖尿病を発生させる。

③ 神経伝達物質であるノルアドレナリンは血圧や心拍数を減少させる。

④ 副交感神経系は、消化器の機能も調整し、便通異常をきたす過敏性腸症候群の発症に関係している。

解答・解説

①：適切
②：適切
③：不適切
「増加」させます。
④：適切

解答1　③

問題2 第26回（第2問[1]）

ストレスによる健康障害のメカニズムに関する次の記述のうち、適切なものを一つ選びなさい。

① ストレッサーに直面すると、その負担の大きさや困難性、苦痛の程度などが大脳辺縁系で認知、評価され、大脳皮質、視床下部へと伝達される。

② ストレッサーに直面したときに生じる感情は、主に脳内のノルアドレナリン、ドーパミン、コルチゾールなどの神経伝達物質によって引き起こされる。

③ 自律神経系の中枢は視床下部にあり、怒りや不安を感じるときに動悸がしたり、抑うつ気分のときに食欲がなくなるのは、感情と自律神経の作用が密接に関係していることを示している。

④ ストレス状態ではコルチゾールなどが産生されるが、コルチゾールは糖の産生の促進、免疫抑制、胃酸分泌の抑制作用がある。

解答・解説

①：不適切
「大脳皮質」で認知・評価され、「大脳辺縁系」に伝達されます。
②：不適切
「コルチゾール」ではなく「セロトニン」です。「コルチゾール」は副腎皮質ホルモンです。
③：適切
④：不適切
コルチゾールは胃酸分泌の「抑制作用」ではなく「促進作用」があります。

解答2　③

3 産業ストレス

産業ストレスの社会的背景と職業性ストレスモデル、ライフサイクルとストレスを理解していきましょう。

😼 ストレス増加の社会的背景①

　近年、経済・産業構造が急速に変化していることにともない、企業は構造改革を進め、労働環境の変化によって個々の労働者のストレスは増しています。

社会的背景	企業の対応	労働環境の変化
• 産業・経済のグローバル化 • 技術革新 • 情報化・IT化の進展 • 競争の激化 • パンデミック • 少子化・高学歴化による個人主義傾向の強化 • コミュニケーションスキルの低下	• 経営効率の追求 • 競争原理の導入 • 開発競争 • コンピュータ管理 • テレワークの導入 • ダウンサイジング • 成果主義の導入 • 組織改革 • マネジメント強化	• 構造改革の進行 • 終身雇用、年功制の見直しと非正規社員の増加 • 過重労働（研究開発、SEなど）の発生とうつ病の増加 • 協調性や適応力の低下 • テレワーク下のメンタル不調

（出所：公式テキストP.85）

　少子化、**高学歴化**により**個人主義的傾向**が強く、企業への忠誠心や仕事へのコミットメントが低く、自立心や対人関係のスキルが不足している若年労働者の増加がみられています。職業性ストレスやメンタルヘルス不調の増加は、健康で質の高い職業生活を送るはずの労働者やその家族の生活を脅かし、企業活動の生産性の低下や事故の増加を招きます②。

①社会的背景とストレスには関係性があるんだね。

②仕事に関するストレスを自覚している労働者の割合は、「労働者安全衛生調査」（2018年）では58.3%、業務による精神障害の労災請求や支給決定件数は年々増加し、2019年度はそれぞれ2,060件、509件だったよ。

🐾 働き方改革とコロナ禍

　働き方改革の推進とコロナ禍で導入が急速に進んだテレワーク、オンラインツールの活用により、従来の働き方やビジネスの在り方、家族の在り方が変わりつつあります①。

①従来のやり方、常識を変えニューノーマル（新しい常識、常態）への転換（意識改革）が求められているよ！

メリット		課題
労働者の自由な働き方の促進	⬅➡	• コミュニケーション機能の低下 • 業務や勤怠管理の問題 • 在宅での孤立感 • 生活習慣病の増加

🐾 職業性ストレスの種類

　企業間競争の激化や、情報化・IT化、テレワークの導入、オンライン化、サービス化の進展を反映して、研究開発部門、システムエンジニア、企画・管理部門、営業販売部門で働く人の質的・量的負荷が増える傾向にあります。職場におけるストレス要因には、次のようなものがあります。

②職業性ストレスモデルには「仕事の要求－コントロール－支援モデル」「努力－報酬不均衡モデル」があるよ。

1. 仕事の質・量の変化（仕事内容の変化、長時間労働、IT化など）
2. 役割・地位の変化（昇進、降格、配置転換など）
3. 仕事上の失敗・過重な責任の発生（損害、ペナルティーなど）
4. 事故や災害の発生（自分や周囲のケガ、損害など）
5. 対人関係の問題（上司や部下、同僚との対立、いじめ、ハラスメント）
6. 交替制勤務、仕事への適性、職場の雰囲気、コミュニケーション、努力－報酬不均衡など
7. 新しい技術やシステム（テレワークなど）の導入

（出所：公式テキストP.86）

🐾 職業性ストレスモデル②

• 米国立労働安全衛生研究所（NIOSH）の 職業性ストレスモデル③

　職業に伴う様々なストレッサーと、ストレッサーによって引き起こされる**ストレス反応**と疾病（病気）への進展を**横軸**に表し、ストレス反応に影響を与えている**個人的要因**、**仕事以外の家庭**などからの要因、**社会的支援**などのストレスを緩和する緩衝要因が取り入れられています。

③このモデルは職場のストレス疾病の発生の関係を総合的に理解し、職場のメンタルヘルス対策を進めていくうえで参考になるよ。もっとも包括的な職業性ストレスモデルだよ！

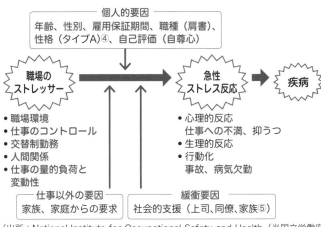

（出所：National Institute for Occupational Safety and Health（米国立労働安全研究所）職業ストレスモデルを元に一部改変）

 Point 「個人的要因」「職場のストレッサー」は繰り返しよく出題されています。

　ストレッサーにより個人に心理的負担がかかると何らかのストレス反応が出現します。職場のストレッサーが非常に強い場合や職場以外のストレッサーがいくつか重なった又は長期にわたり持続し、個人のストレス耐性の限界を超えたときに、**健康障害**が発生します。

　ストレス反応の強さは、年齢、性別、性格、行動パターン、自己評価といった**個人的要因**の影響を大きく受けます。

④競争的でいつも急いでいて、怒りやすく攻撃的で過剰に活動的な人のことだよ。

⑤上司や同僚、家族など周囲からの支援はストレス反応や健康障害の発生を防ぐ緩衝要因になるよ。

職業人としてのライフサイクルとストレス 重要!

①日本人高齢者の働きたい理由は「収入が欲しいから」（49.0%）、「体によいから、老化を防ぐから」（24.8%）だよ。

②役割に伴う通常のストレス、ハラスメントを含む人間関係のストレス、キャリアストレス、出産後の復職に伴うストレス、非正規雇用などの雇用形態に伴うストレスがあるよ。

③ワーク・ファミリー・コンフリクト、家庭内暴力、モラルハラスメントを含む家庭内の人間関係の問題、育児や介護ストレスがあるよ。

④月経痛、月経前症候群、更年期障害、出産に伴う精神的・身体的疲労と出産児のケアがあるよ。

年代	年代の特徴・ストレスの原因
新入社員・若年労働者（15歳〜30歳代前半）重要!	①学生生活から社会人になり、環境が一転し、責任のある仕事を遂行するようになる。協調性や役割の遂行、責任が求められ、人間関係や役割に伴う葛藤が生じる。 ②厚生労働省「新規学卒就職者の離職状況」によると、業務内容、労働条件、人間関係や処遇への不満から、大卒は約32.8%、高卒は約39.5%が、就職後3年以内に転・退職している。
壮年労働者（30歳代後半〜40歳代前半）	①管理職の若年化により、若年マネジメント層のほとんどがプレイングマネージャであり、実務遂行力と戦略立案、方向性指示力が求められるため、業務内容が複雑化、高度化して、ストレスが増えている。 ②責任が増えることにより、メンタルヘルス不調や自殺の発生頻度が高い。
中高年労働者・管理職（40歳代後半〜65歳）	①心身の機能の衰えに直面。体力、記憶力、新しい環境への適応力が低下してくる。 ②経験や実績を評価されて職場で指導的立場に就く人が増える。 ③業績があがらない、仕事に不慣れでうまく進まない、部下とうまくコミュニケーションがとれないといったことがストレスの原因となる。
高年齢労働者（65歳以上）	①団塊世代の大量定年退職による労働力不足や技術承継の問題により、定年後の再雇用、定年延長が増えている。 ②「平成27年度第8回高齢者の生活と意識に関する国際比較調査結果」によると、団塊の世代を対象とした就労意欲は、日本（44.9%）が最も高く、米国（39.4%）、スウェーデン（36.6%）、ドイツ（22.7%）の順である①。 ③情報を獲得し処理する能力（流動性知能）は40歳をピークに低下するが、知識や経験を活かして総合的に判断する能力（結晶性知能）は80歳に至るまで、経験とともに上昇。
女性労働者	①職場におけるストレス② ②家庭におけるストレス③ ③女性特有の生物学的特性に伴うストレス④ ④事業場が行う対策 ハラスメント対策、産業保健スタッフによる支援、仕事と家庭の両立支援、ワークライフバランスの実現、ポジティブアクションの実施、ストレスチェック制度の活用
非正規雇用者	①正規雇用を希望していたが不本意ながら非正規雇用を選んだ「不本意型非正規雇用者」は自ら希望してなった「本意型非正規雇用者」よりもストレスが多い ②正規雇用者より非正規雇用者のほうがストレスが大きい

試験問題を解いてみよう！

問題1 予想問題

次の記述のうち、不適切なものを一つ選びなさい。

① 少子化、高学歴化により、個人主義傾向が強まり、企業への忠誠心や仕事へのコミットメントが低い若年労働者や、自立心や対人関係のスキルが不足している若年労働者の増加がみられる。

② 企業間競争の激化や、情報・IT化、テレワークの導入、オンライン化、サービス化の進展により、研究開発部門、システムエンジニア、企画・管理部門、営業販売部門で働く人の質的・量的負荷が増える傾向にある。

③ 「新規学卒就職者の離職状況」（厚生労働省）によると、約3割の大卒新入社員が、就職後3年以内に転職あるいは退職している。

④ 高年齢労働者の流動性知能は40歳をピークに上昇し、結晶性知能は80歳をピークに低下する。

解答・解説

①：適切
②：適切
③：適切
④：不適切
流動性知能は「低下」、結晶性知能は「上昇」です。

解答1　④

問題2 予想問題

職業性ストレスや職業性ストレスモデルに関する次の記述のうち、不適切なものを一つ選びなさい。

① NIOSH（米国立労働安全衛生研究所）の職業性ストレスモデルは、職業に伴う様々なストレッサーと、ストレッサーによって引き起こされているストレス反応と病気への進展を横軸に表し、ストレス反応に影響を与えている個人的要因、仕事以外の家庭などからの要因、社会的支援などのストレスを緩和する緩衝要因がある。

② NIOSH（米国立労働安全衛生研究所）の職業ストレスモデルの個人的要因として、年齢、性別、自己評価、雇用保証期間、職種などがある。また、職場のストレッサーとして職場環境、仕事のコントロール、交替制勤務、人間関係、仕事の量的負荷と変動性などがある。

③ 職場におけるストレス要因として、長時間労働、仕事への適性、仕事内容の変化、IT化、降格、ハラスメントなどが挙げられるが、昇進は該当しない。

④ 壮年労働者は、中堅社員として仕事の負担が増えているとともに、部下の仕事のマネジメントも求められるプレイングマネージャーも増えているため、メンタルヘルス不調や自殺の発生度が高い。

解答・解説

①：適切
②：適切
③：不適切
「昇進」も該当します。
④：適切

解答2　③

4 メンタルヘルス不調

頻出度 ★★★

7つあるメンタルヘルス不調の各症状の特徴を踏まえて押さえていきましょう。

🐾 メンタルヘルス不調について

（1）メンタルヘルス不調の定義

メンタルヘルス不調とは、「精神および行動の障害に分類される精神障害や自殺のみならず、ストレスや強い悩み、不安など、労働者の心身の健康、社会生活および生活の質に影響を与える可能性のある精神的および行動上の問題を幅広く含むものをいう。」（厚生労働省「労働者の心の健康の保持増進のための指針」）とされています。

（2）職域におけるトータル・ヘルスプロモーション・プラン（THP）

生活習慣病に対する保健指導・栄養指導・運動指導、メンタルヘルスケアとしてストレスに対する気づきの援助、リラクセーションの指導、良好な職場の雰囲気づくりなどが健康保持増進事業として推進されてきました。

産業構造の変化や高年齢労働者の増加を踏まえて、THPの見直しが行われました①。

改正ポイント（2020年4月）
①若い世代の健康づくり活動を充実・強化すること
②健康上の課題の有無にかかわらず、集団に対して職場環境改善や講習などで働きかける「ポピュレーションアプローチ」の視点を強化すること②
③事業場の規模や事業の特性に応じ、事業場自らが健康保持増進措置の内容を策定し実施できるよう見直すること③
④事業場で健康保持増進対策を推進する場合、THPに基づく進め方（PDCAサイクル）で確実に実施すること

---

①管理監督者は、メンタルヘルス不調を誘発する職場の健康障害要因に対し、予防的に積極的に介入するように要請されているよ！

②従来は健康測定の結果、生活習慣上の課題がある労働者個人に対して、栄養指導・運動指導等を実施する「ハイリスクアプローチ」だったよ。

③従来は、健康測定、産業医等による指導票作成、個別の状況に応じた運動指導・栄養指導などを専門家が指導するものだったよ。

🐾 メンタルヘルス不調による症状各論

（1）うつ病④

① 特徴

　うつ病にかかる人は、人口の1〜3％で、一生のうち一度以上うつ病にかかったことがある人は7％前後とされています。うつ病にかかる人の性格の特徴は、従来と現在を比較すると次のように変化しています⑤。

従来	責任感が強い・几帳面・まじめ・他者への配慮に優れている・自分を責める
現在	若者層が中心・組織への帰属意識が希薄・自己中心的・他者配慮に乏しい・責任感が弱く回避的・環境や周囲に問題を責任転嫁するといった、社会的に未熟な性格

② 症状

　憂うつな気分、不安感、おっくう感、全身倦怠感という症状があります。

③ 治療方法

　現在のうつ病の治療では、服薬、休養により心理的疲労を回復させることのほか、睡眠覚醒リズムの確立に向けた生活指導、帰属意識や役割意識を改善する精神療法的対応がより重要です。いたずらに長期休養させるという処遇は、病態を慢性化させてしまう危険があります。

（2）双極性障害（躁うつ病）重要!

① 特徴

　うつ病、躁病の2つの病態がみられるのが特徴です⑥。

② 症状

　睡眠時間が減少しているにもかかわらず活動性が高まる、大きな声でよくしゃべる、誇大な傾向、職域で周囲の人や取引先とトラブルを起こすなどの症状があります。

	軽い	バイタリティの溢れる仕事熱心な人とみなされる。
症状	進行	活動的である一方、パフォーマンスは著しく低下し、周囲に迷惑をかける状況となる。

④メンタルヘルス不調による病気で一番多くみられるものだよ。

⑤違いに気をつけてね。

⑥「うつ」と「躁」は対照的なものだよ。躁うつ病とも呼ばれているよ。

双極性障害は、次の２つのタイプがあります。

双極Ⅰ型障害	入院治療の必要性に迫られるような明確な躁状態をともなう。
双極Ⅱ型障害	躁状態は比較的軽度な範囲でとどまる。テンションや活動性は高いものの顕著な社会的トラブルを引き起こしたり、入院までには至らない「軽躁」をともなう。

　以前は双極Ⅰ型が「躁うつ病」と診断されてきましたが、近年では抑うつ状態を反復し、抗うつ薬治療が奏効（そうこう）しにくいようなケースが双極Ⅱ型として対応される機会が増えています。

（3）統合失調症
① 特徴
　生涯有病率は0.55％で、10代後半から30代前半の若年者に発症しやすいとされています。幻聴と妄想が出るのが特徴です。
② 症状①

陽性症状	幻聴、幻視などの幻覚、被害妄想、現実と非現実の区別がつかなくなった支離滅裂な思考
陰性症状	コミュニケーション障害、意欲や自発性欠如、引きこもり傾向

③ 治療方法②
　近年では薬物療法を中心とした治療方法が進歩しました。

陽性症状	薬物治療の効果〇
陰性症状	薬物療法の効果△

①陽性と陰性の症状は異なるので気をつけよう。

②症状によって薬物治療の効果に違いがあるよ。

（4）アルコール依存症

① アルコール依存症に至るまでの流れ

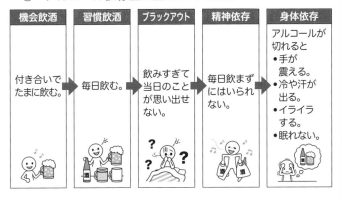

機会飲酒	習慣飲酒	ブラックアウト	精神依存	身体依存
付き合いでたまに飲む。	毎日飲む。	飲みすぎて当日のことが思い出せない。	毎日飲まずにはいられない。	アルコールが切れると ・手が震える。 ・冷や汗が出る。 ・イライラする。 ・眠れない。

② 治療方法

治療は**断酒**が基本③です。このほか、**断酒会**④、**AA**（匿名アルコール依存者の会）⑤といった自助グループへの参加活動が大切となります。

（5）パニック障害 重要!

① 症状

突然起こる**不安発作**（動悸、めまい、息苦しさ、非現実感）が繰り返されますが、身体的検査では呼吸器系、循環器系、脳神経系などに明らかな異常所見は**認められません**⑥。

「**予期不安**」⑦をともなうため、電車に乗ったり、人ごみの多い場所へ外出することが困難になってきます（**外出恐怖、広場恐怖**）。

② 治療方法

薬物治療を中心に治療法がある程度確立していますので、予後は比較的良好ですが、服薬は**1年以上継続する**ことが必要です⑧。

③量を減らすのではなく完全断酒だよ!

④酒害から回復し、自力で更生するための相互援助団体のことだよ。

⑤匿名で参加できる飲酒問題を解決するための自助グループだよ。

⑥検査では大丈夫でも、めまいや動悸、息苦しさがあるってつらいよね。

⑦また発作が起こったらどうしようと不安になることだよ。

⑧良好でもすぐに薬をやめたらだめなんだね。

（6）適応障害

① 症状

ある特定の状況や出来事がその人にはとてもつらく耐えがたく感じられ、気分（ゆううつ、不安感）や行動面に症状が現れます。

② 「精神疾患の診断・統計マニュアル第5版」（DSM-5）、WHO「国際疾病分類第10版」（ICD-10）

次の5つの特徴があります。

- 重大な生活上の変化またはストレスに満ちた生活上の出来事に対する適応の時期に発症する。
- 個人の素質や脆弱性は、発症・症状形成に大きな役割を演じているものの、ストレス要因なしには適応障害は発症し得なかったと考えられる。
- 不安、憂うつな気分、行為の障害①があり、仕事や日常生活に支障がある。
- うつ病や不安障害など、他の疾病の診断に該当するほど重篤ではない。
- 発症ははっきりと確認できるストレス因の発生から1〜3か月以内、症状の持続は通常6か月を超えない。

（7）睡眠障害

① 症状

睡眠に何らかの問題がある状態をいいます。脳の**高次機能**②低下を招く結果、ミスやアクシデントの大きな要因となり、さらには**身体疾患**や精神疾患とも関連し、効率低下、トラブルなどを誘発し、**人的資源の浪費**に直結します。

② 睡眠障害の種類

過眠症	日中の耐えがたい眠気と居眠りを特徴とする。危険作業中や面談中など通常では考えられない状況下において発作的に眠ってしまうが、夜間の睡眠障害の結果として、昼間眠いわけではない。 代表的な疾患：「ナルコレプシー」③

①無断欠勤、ケンカ、無謀運転などのことだよ！

②注意力や集中力、問題処理能力などのことだよ。

③強い眠気や発作以外にも、情動脱力発作や入眠時幻覚を伴うものだよ。

	睡眠中に10秒以上連続して呼吸をしない状態（無呼吸）、10秒以上換気量が50％以上低下する状態（低呼吸）が反復して認められるもの。次の2つのタイプがある。	
睡眠時 無呼吸症候群	閉塞性 タイプ	喉の構造異常や肥満により、空気の通り道である気道が狭くなることで起こる。
	中枢性 タイプ	呼吸運動機能自体の異常で起こる。
	無呼吸時には酸素不足となるため、脳や心臓の障害を合併することもある。本人が疾病として自覚していないケースがあり、パイロットや新幹線運転士などの居眠り運転事例が社会的問題になっている。	

 各メンタルヘルス不調の特徴や症状、治療方法の出題があるので違いを押さえながら進めていきましょう。

試験問題を解いてみよう！

問題1 予想問題

次の記述のうち、不適切なものを一つ選びなさい。

① メンタルヘルス不調とは、「精神および行動の障害に分類される精神障害や自殺のみならず、ストレスや強い悩み、不安など、労働者の心身の健康、社会生活及び生活の質に影響を与える可能性のある精神的および行動上の問題を幅広く含むもの」である。

② 統合失調症は、薬物療法を中心とした治療があり、陽性症状には薬物治療の効果はないが、陰性症状には効果がある。

③ 過眠症は、日中の耐えがたい眠気と居眠りを特徴とし、代表的な疾患として「ナルコレプシー」がある。

④ 従来は、うつ病にかかる人の性格には、責任感が強く、まじめといった特徴があったが、現在は、若者層を中心に責任感が弱く、自己中心的で他者配慮に乏しいといった特徴がある。

解答・解説

①：適切
②：不適切
陽性症状は効果があり、陰性症状には十分な効果が出ない場合も少なくありません。
③：適切
④：適切

解答1	②

パニック障害に関する記述として、<u>不適切なもの</u>を一つ選びなさい。

① 予期不安を認める。

② 不安発作を認める。

③ 外出恐怖を認める。

④ 広場恐怖は認めない。

解答・解説

①：適切
②：適切
③：適切
④：不適切
「広場恐怖」も認めます。

| 解答2 | ④ |

次の記述のうち、<u>不適切なもの</u>を一つ選びなさい。

① アルコール依存症の成立過程は「機会飲酒」→「習慣飲酒」→「ブラックアウト」→「精神依存」→「身体依存」となる。

② 双極性障害は、症状が進行して活動的になるとパフォーマンスは向上する。

③ パニック障害は、身体的検査で明らかな異常所見が認められない。

④ 適応障害の症状は、うつ病や不安障害といった他の疾病に該当するほど重篤ではない。

解答・解説

①：適切
②：不適切
「低下」します。
③：適切
④：適切

| 解答3 | ② |

双極性障害を、双極Ⅰ型障害と双極Ⅱ型障害に分けた場合、双極Ⅱ型障害に関する記述として適切なものを一つ選びなさい。

① 入院治療の必要性に迫られるような明確な躁状態を伴う。

② 以前「躁うつ病」と診断されてきたものにあたる。

③ 抑うつ状態は認めない。

④ 抗うつ薬治療は奏効しにくい。

解答・解説

①：不適切
Ⅰ型にあたります。
②：不適切
Ⅰ型にあたります。
③：不適切
Ⅱ型は、抑うつ状態を反復します。
④：適切

| 解答4 | ④ |

5 発達障害と心身症

頻出度
★★★

発達障害の2つのタイプの違いや特徴を押さえ、心身症について理解を深めていきましょう。

発達障害

（1）症状

　発達障害とは、「自閉症、アスペルガー症候群その他の広汎性発達障害、学習障害、注意欠陥多動性障害その他これに類する**脳機能**の障害であってその症状が通常**低年齢**において発現するもの」とされています。

（2）発達障害の種類①

	注意欠如・多動症（ADHD）	自閉スペクトラム症（ASD）
特　徴	・不注意、多動性、衝動性などを問題に抱える ・集中力のなさや落ち着きのなさ ・薬物治療が有効な場合がある ・営業や接客を得意としたりする ・忘れ物やケアレスミスが多い ・動きが多く、思考もせわしない ・思い立つとすぐやりたくなる ・部屋が片付けられない ・気が散りやすく、よそ事を考えてしまう ・プランニングがうまくできない ・スケジュール管理ができない ・段取りが悪い	・知的障害、言語障害を伴わない自閉症の軽度の型で、イマジネーションの障害、コミュニケーション能力に偏りがあり、対人交渉に質的問題を抱える ・空気を読むことが苦手 ・比喩や言葉の裏の意味がわからない ・あいまいな指示だと、その意図がわからない ・人との距離感が独特（近過ぎたり、遠すぎたり） ・好きなテーマを話しだすと止まらない ・視覚、聴覚、触覚、味覚、嗅覚が過敏 ・強いこだわりがあり何か変化があると混乱しやすい ・視線を合わすことや表情の動きが少ない

①複数の疾患同士の並存が多い、2次的に生じてくる精神疾患やパーソナリティ障害との鑑別が簡単にはいかないことが、発達障害の現状を複雑にしているよ。

不得意な仕事例	・緻密なデータや細かいスケジュール管理 ・長期的な計画を立ててじっくり進める仕事 ・行動力より忍耐力が要請される仕事	・顧客の個別対応や計画変更が随時要請される仕事 ・対話が中心となる仕事 ・上司からの漠然としたあいまいな指示
得意な仕事例	・自主的に動き回る「営業職」 ・ひらめきや企画力、行動力が求められる「企画開発職」「デザイナー」「経営者」「アーティスト」など	・規則性、計画性、深い専門性が求められる「研究者」「設計士」 ・緻密で集中力を要する「SE」「プログラミング」 ・膨大なデータを扱う「財務」「経理」「法務」

（出所：公式テキストP.104）

🐾 心身症

（1）症状

　心身症は、高血圧症や糖尿病などの身体疾患のうち、発症や症状変化とストレスとの間に明らかな対応があるものです。器質的障害を呈する場合（胃潰瘍）と、機能的障害を呈する場合（緊張型頭痛）に分けられます。身体疾患であることが特徴です[1]。

①心身症は心の病とはちがうんだね。

（2）心身症の種類

過敏性腸症候群	・検査しても病変は認められないのに腹痛をともなう下痢や便秘などの症状が繰り返し出現する大腸の疾患。
緊張型[2]頭痛	・頭をタスキで締めつけられているような頭痛。脈打つようなものではなく、連続性の痛みが特徴。 ・痛みの程度は日常生活は若干制限されるものの寝込むほどではなく、偏頭痛にみられる吐き気はない。 ・治療は、重篤な疾患につながるものではないと説明し不安軽減を図り、認知行動療法も検討する。
摂食障害	・食事や体重に対する常軌を逸したこだわり、太ることに対する恐怖感が特徴的な、思春期から青年期にかけた女性に多くみられる疾患。 ・神経性食欲不振症（拒食症）と神経性大食症（過食症）がある。

②偏頭痛との違いに注意だよ。

（3）心身症の現れ方と対処

　職域においては、心身症は再発を繰り返す**消化性潰瘍**や**気管支喘息**、コントロールの悪い**糖尿病**や**高血圧症**、慢性的な下痢や腹痛（**過敏性腸症候群**）もしくは**頭痛**による欠勤や遅刻など③としてしばしば現れます。

　心筋梗塞など、より重篤な疾患として現れる場合は、背景となりうる職場要因の有無についての検討が必要になります。

　使用者には就業による労働者の**健康障害**が予見される場合、それを回避する義務が安全配慮義務として課せられています。結果的に作業関連疾患④が生じれば、業務上疾病として労災認定され、これとは別に**独立**に安全配慮義務不履行⑤にともなう過失責任が**民事上**、問われる可能性が高くなります。

Point　2章では説明されていない「過剰適応」が、この章から出題（第20回）されたことがあります（過剰適応は、4章**6**で出てきます）。各章ごとではなく、全章をつなげて学習していくようにしましょう。

③各病名はすべて覚えておこう！

④複数ある病因のうちのひとつが、就業上の要因であるものだよ。

⑤「約束を守らないこと」、つまり、安全配慮義務を果たしていないということだよ。

試験問題を解いてみよう！

問題1 **第23回（第2問〔4〕）**

　発達障害者支援法における発達障害の説明である次の文章の〔　　　〕にあてはまる語句の組合せとして、適切なものを一つ選びなさい。

　発達障害とは「自閉症、アスペルガー症候群その他の広汎性発達障害、学習障害、注意欠陥多動性障害、その他これに類する〔　ア　〕の障害であって、その症状が通常〔　イ　〕において発現するもの」と定められている。

① （ア）学習能力　　　（イ）学童期以降
② （ア）行動パターン　（イ）職域
③ （ア）対人関係　　　（イ）成人後
④ （ア）脳機能　　　　（イ）低年齢

解答・解説

ア：脳機能
イ：低年齢

解答1　④

問題2 **予想問題**

　次の中で、注意欠如・多動症（ＡＤＨＤ）の<u>特徴でない</u>ものを一つ選びなさい。

① 不注意、多動性、衝動性などを問題に抱える。
② 集中力のなさや落ち着きのなさがある。
③ あいまいな指示だと、その意図がわからない。
④ 気が散りやすく、よそ事を考えてしまう。

解答・解説

③は自閉スペクトラム症（ASD）の特徴です。

解答2　③

6 心の健康問題の正しい態度

頻出度
★ ★ ★

心の健康問題に関する４つの誤解を押さえ、各誤解の正しい考えを確認していきましょう。

🐾 メンタルヘルス不調の４つの誤解

①メンタルヘルス不調は気合いが足りない、心の
　弱い人の問題である。
②メンタルヘルス対策を講じても企業の経営上は
　特段のプラスにならない。
③メンタルヘルス不調は治らない。
④メンタルヘルス不調などの精神障害者は危険で
　ある。 ➡ 誤解

（1）｜誤解①｜ メンタルヘルス不調は気合いが足りない、心の弱い人の問題

● **正しい考え**

うつ病などのメンタルヘルス不調は特殊な人の心の病では全くなく、すべての人、誰もが状況によってメンタルヘルス不調になる可能性があります①。

● **対処**

メンタルヘルス不調には、特定の個人アプローチや選別という発想ではなく、職場環境の改善（特にコミュニケーション）や管理監督者が部下の健康管理に配慮することで対処していきます。メンタルヘルス不調を「個人」の問題ではなく、「職場」というシステムの問題②としてとらえます。

メンタルヘルス対策における主要なターゲットは「うつ病」「適応障害」であり、メンタルヘルスにかかわるネットワークやキーパーソンを職域で設置し、メンタルヘルス不調者を手遅れにならないうちに医療につなげるシステム構築が重要になります。

①うつ病有病率１
〜3%だと、1,000
人いたら10〜30
人がうつ病という
ことだね。

②個人ではなく職
場全体の問題なん
だね。

(2) | 誤解② | **メンタルヘルス対策を講じても企業の経営上は特段のプラスにならない**

● **正しい考え**

　メンタルヘルスが不調な状態が継続することは、職場の士気低下を招き、事故やミスの発生と隠蔽（いんぺい）という非常に大きなリスクを企業サイドとして背負うことにもなり、労働力の損失も見逃せません。例えば、日本におけるDALYs①損失の上位10原因②は次のとおりです。

①障害調整生存年数（Disability-Adjusted Life Years）のことだよ。

②順位と原因をセットでしっかり覚えておこう！

順位	原因疾患
1位	筋骨格系疾患（腰痛、頸部痛ほか）
2位	精神疾患
3位	その他の非感染性疾患
4位	自傷・自殺＆暴力
5位	悪性新生物（各種がん、悪性腫瘍、白血病ほか）
6位	不慮の事故
7位	脳神経系疾患 （脳卒中、アルツハイマー病、パーキンソン病ほか）
8位	虚血性心疾患
9位	皮膚疾患
10位	消化器系疾患

（出所：GBD2019）

 Point 『10位以内にあるものは、「脳卒中」「虚血性心疾患」「自傷・自殺」がある』という問題の出方もあります。

　メンタルヘルス対策は、職場の機能、活動性を守るという企業にとって最も重要な「人的資源管理」の観点から、最重要テーマといえるでしょう。

(3) | 誤解③ | **メンタルヘルス不調は治らない**

● **正しい考え**

　統合失調症は様々な経過をたどるが、約**3分の1**は医学的にも社会的にも完全に回復します。そしてうつ病は、これ以上の治療効果が期待できます。

(4) 誤解④ メンタルヘルス不調などの精神障害者は危険である

● 正しい考え

精神障害者の割合は人口の約2%以上ですが、刑法犯の全検挙者に対し、精神障害者が占める割合は1.3%にすぎません。

脆弱性ストレスモデル

メンタルヘルス不調は、単純な遺伝性疾患ではなく、その人の病気へのなりやすさ（**発症脆弱性**）と、ストレスを引き起こす**環境要件**が複雑に絡みあって起こるという考え方です。

その人の**素質**、生まれてからの**学習や経験**などにより獲得されたストレスへの**対応力**が深く関連してくるため、遺伝のみでは説明できません。

統合失調症、**うつ病**、**パニック障害**などの不安障害は脆弱性ストレスモデルによる病態理解が主流となっています。

> **Point**
> 「脆弱性ストレスモデル」による病態理解が主流です。試験問題では、主流でないと引っかけてくるので気をつけましょう。

メンタルヘルス不調は、糖尿病や高血圧症などの生活習慣と同様にライフスタイルを改善したりストレスをうまく処理することによりかなりの部分を防ぐことができます。早期に発見し、適切なサポートが行われ、ストレスを和らげる環境が職場や家庭で新たに提供されれば、長期的に症状は安定し、従前と同様の社会生活を送ることが可能となります。

メンタルヘルス不調は、**素因**③があれば軽度のストレスでもなることがあり、素因がなくても強いストレス環境ではなることもあるので、**誰でもなりうる疾患**です④。

③「素因」とは、病気にかかりやすい素質のことだよ。

④心配性で気にする性格の人は、軽いストレスでもメンタルヘルス不調になってしまうよ。
あまり気にしない楽天家の人でも職場で孤立する強いストレスにあうと、メンタルヘルス不調になるよ。
→つまり、誰でもなりうるんだよ!!

試験問題を解いてみよう！

問題1 〔第22回（第2問 [2]）〕

心の健康問題に関する次の記述のうち、<u>不適切なもの</u>を一つ選びなさい。

① 統合失調症は、様々な経過をたどるが、約3分の1は医学的にも社会的にも完全に回復する。

② 精神障害者を危険視する認識は誤解である。

③ うつ病は、統合失調症ほどの治療効果は期待できない。

④ メンタルヘルス不調は、生活習慣病と同様にライフスタイルを改善したりストレスをうまく処理することにより、かなりの部分は防ぎ得る。

解答・解説

①：適切
②：適切
③：不適切
うつ病は統合失調症以上の治療効果を期待できます。
④：適切

解答1 ③

問題2 〔第25回（第2問 [1]）〕

メンタルヘルス不調に対する考え方や対応などに関する次の記述のうち、<u>不適切なもの</u>を一つ選びなさい。

① 全ての人・誰もがメンタルヘルス不調になる可能性がある。

② 特定の個人へのアプローチや選別を行うといった発想での対処が必要である。

③ 管理監督者が部下の健康管理に配慮することで対応する。

④ 職場環境の改善で対応する。

解答・解説

①：適切
②：不適切
「職場」というシステムの問題として対処していきます。
③：適切
④：適切

解答2 ②

7 障害者差別解消法・障害者雇用促進法

24回～27回試験では障害者雇用促進法の出題が多くありました。重要!部分はとくにしっかり理解を深めましょう。

🐾 障害者差別解消法

「不当な差別的取扱い」①の禁止、「合理的配慮の提供」②を求めている法律です（2013年に成立）。障害がある人も、ない人も安心して暮らせる社会の実現が目指されています。

🐾 障害者雇用促進法

（1）障害者の範囲 重要!

企業などに雇用が義務づけられている障害者の範囲は、**身体障害者、知的障害者、精神障害者**③（発達障害を含む、精神障害者保健福祉手帳の所持者）とされています。

（2）合理的配慮・差別禁止の対象となる精神障害 重要!

合理的配慮・差別禁止の対象となる精神障害は、**統合失調症、気分障害**（うつ病、躁うつ病）、**発達障害**などの様々な精神疾患により長期にわたり職業生活に相当な制限をうける状態にあるものです。ストレスや強い悩み、不安といった一時的で比較的軽度な状態も幅広く含めた精神的・行動上の概念である「メンタルヘルス不調」とは必ずしも**同一ではありません**。

（3）差別的取扱いの禁止 重要!

障害者であることを理由として、不当な差別的取扱いをしてはならないとしています。差別的取扱いの例として、採用時に不利な条件を課したり、低い賃金を設定することなどがあります。

①正当な理由なく障害のある人を差別することだよ。

②バリアを取り除く要望があったときに負担が重くならない範囲で対応することだよ。

③精神障害者は2018年4月の改正で追加されたよ。

（4）合理的配慮指針（厚生労働省、2015年）

　事業者は、障害者と障害者でない者との均等な機会や待遇の確保—障害者の能力の有効発揮に支障となる事情を改善する措置を講じること（合理的配慮）が義務づけられています。合理的配慮については、精神障害、発達障害といった区分に応じて募集・採用時、採用後と場面ごとに次のような具体的な対応例を示しています。

> ①面接や採用時に就労支援機関の職員の同席、文字のやり取りや試験時間の延長
> ②指示を1つずつ出し、マニュアルを作成
> ③通院や体調に配慮
> ④静かな場所で休憩
> ⑤業務量を調整
> ⑥感覚過敏の緩和のため、サングラスや耳栓を使用

（5）障害者雇用促進法の改正

2018年	①障害者の雇用義務の対象となる民間企業の範囲が拡大　改正前　従業員50人以上　→　改正後　従業員45.5人以上 ②法定雇用率の引き上げ　改正前　2.0%　→　改正後　2.2%（2021年3月～2.3%）
2020年	①特例給付金の創設　短時間労働の障害者を雇用する企業に対して支給する ②障害者雇用に関する優良事業主としての認定制度の創設①（中小企業を対象）

　障害者雇用促進法に定められた雇用義務に違反すると、ハローワークからの改善指導②が入ったり、企業名が公表されるなどの罰則があります。

（6）障害者職場定着支援奨励金

　障害者を雇い入れ、職場支援員を設置した事業主に対して、障害者職場定着支援奨励金という助成金が支給されます。

①「障害者雇用優良中小事業主マーク」を使用でき、認定マークによって広告効果が期待できること、障害の有無に関係ない幅広い人材確保につながるメリットがあるよ！

②改善命令、障害者の雇入れに関する計画の作成・提出、30万円以下の罰金などだよ。

試験問題を解いてみよう！

問題1 第27回（第2問[1]）

障害者差別解消法に関する次の記述のうち、不適切なものを一つ選びなさい。

① 障害者への不当な差別的取扱いが禁止されている。

② 障害者への合理的配慮の提供が求められている。

③ 障害のあるなしによらず、共に暮らせる社会の実現が目指されている。

④ 雇用関係における障害者差別禁止・合理的配慮の提供については、労働基準法に委ねられている。

解答・解説

①：適切
②：適切
③：適切
④：不適切
「労働基準法」ではなく「障害者雇用促進法」に委ねられています。

解答1 ④

問題2 第24回（第2問[3]）

障害者の雇用に関する次の記述のうち、不適切なものを一つ選びなさい。

① 2018年4月以降、企業等に雇用が法的に義務づけられる障害者の範囲には、身体障害者、知的障害者、精神障害者が含まれている。

② 合理的配慮をめぐっては、2015年に厚生労働省が合理的配慮指針を策定している。

③ 障害を理由とする不当な差別的取扱いを禁止する具体例として、採用時に不利な条件を課したり、低い賃金を設定することが挙げられる。

④ 合理的配慮や差別的取扱い禁止の対象となる精神障害には、統合失調症、気分障害、ストレスや強い悩み、不安などのメンタルヘルス不調を幅広く含む。

解答・解説

①：適切
②：適切
③：適切
④：不適切
メンタルヘルス不調とは必ずしも同一ではありません。

解答2 ④

職場環境の評価と改善

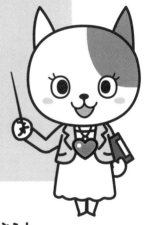

この章で学ぶこと

ストレスの原因となる職場環境を理解し、評価する方法を学びます。職業性ストレス簡易調査票の見方や判定についてしっかり押さえましょう。また、メンタルヘルスケアの視点から、管理監督者がマネジメントする職場環境を改善する方法を紹介します。

試験の特徴

- 出題数は4/50問
- 図表の細かい内容も出題されているのでしっかり押さえましょう。
- 苦手な人も多い章ですが、1つずつ丁寧に押さえましょう。

1 ストレスの原因となる職場環境

ストレスの原因となる職場環境の考え方や3つのストレス原因の具体例をしっかり押さえましょう。

🐾 高度情報化、グローバル化による変化

高度情報化とグローバル化が進み、組織は事業の再構築や業務の効率化を積極的に行っています。その結果、仕事の複雑化、高度化、高密度化により、労働者に与える負担が大きくなっています。

対策 仕事の質や量の職場環境によるストレスは、個人の力だけで改善するのは困難なので、事業場として取り組まなければなりません。

🐾 ストレスの原因となる職場環境の考え方

（1）労働者の心の健康の保持増進のための指針

「職場レイアウト、作業方法、コミュニケーション、職場組織の改善などを通じた職場環境の改善は、労働者の心の健康の保持増進に効果的である」とされており、ストレス対策として、職場環境等の改善に積極的に取り組むよう推進①しています。

（2）労働者の主なストレスの原因

2018年の「労働安全衛生調査」②の結果によると、職場環境の中でも、次の2つが主なストレス原因であるとわかります。

①仕事の量や質などの作業内容及び方法
②職場の人間関係などの職場組織の問題

①業務、職場の人間関係を含めた「広義の職場の環境改善」はストレス対策の重要ポイントだよ！また、個人のみの対応では難しいので、事業所として取り組むことが重要なんだね！

②数値は、1章**1**でみてね！

（3）労働者のストレス状況をふまえたメンタルヘルス対策

　メンタルヘルス対策は、職場環境と個人の両側面の対応が重要となります。特に職場環境としては、**物理的なもの**のみならず、労働時間や人事制度、**組織風土**など幅広くとらえて改善を図っていくことが重要です。

（4）ILO③の世界各国の職場ストレス対策の成功事例を集めた分析報告

③国際労働機関のことだよ。

　成功した事例のうち**半数以上**が職場改善、組織の再構築など職場環境の改善を通じた対策となっています。

　個人向けのアプローチ　➡　効果は一時的・限定的

　職場環境のアプローチ　➡　より効果的④

 Point ILO によるものということをしっかり押さえましょう。試験では「WHO」との引っかけが出題されています。

④個人へのアプローチより職場環境へのアプローチの方が効果が大きいんだね。

（5）ストレス軽減を目指した職場改善で大事なこと

　現場の管理監督者と労働者が主体的に取り組む仕組みをつくり、産業保健スタッフなどの専門家の支援を受け、自主的な改善を継続的に行っていくことが大切です。

 Point 自主的な改善は「継続的」に行われます。「単発的」との引っかけに気をつけましょう。

🐾 ストレスの原因となる職場環境の具体的内容

（1）職業性ストレスの原因となる可能性がある要因

　次の①～③のように分類することができます。具体例については、次のとおりです。

①作業内容及び方法	・作業負荷や作業内容 ・作業にともなう責任や自由度
②職場組織	・職場の人間関係や職場の意思決定への参画 ・入手できる情報
③職場の物理化学的な環境	・温熱や有害物質 ・作業レイアウト

ストレスの 原因	具体例　重要！
作業内容 及び方法	① 仕事の負荷が大きすぎる。あるいは少なすぎる。 ② 長時間労働である。あるいはなかなか休憩がとれない。 ③ 仕事の役割や責任がはっきりしていない。 ④ 従業員の技術や技能が活用されていない。 ⑤ 繰り返しの多い単純作業ばかりである。 ⑥ 従業員に自由度や裁量権がほとんど与えられていない。
職場組織	① 管理者・同僚からの支援や相互の交流がない。 ② 職場の意思決定に参加する機会がない。 ③ 昇進や将来の技術や知識の獲得について情報がない。
職場の物理 化学的環境	① 重金属や有機溶剤などへの暴露。 ② 好ましくない換気、照明、騒音、温熱。 ③ 好ましくない作業レイアウトや人間工学的環境。

(出所：公式テキストP.122)

 Point ストレスの原因と具体例を問われたり、入れ替える問題が出るので、気をつけましょう。

（2）管理監督者が把握すべき3つの原因①

①この3つの原因は他の章でもよく出る大事なところだよ！

　管理監督者は、経営状況や職場の文化や風土を含めた広い意味で職場環境をとらえ、労働者のストレスを未然に防ぐ配慮が必要です。また、管理監督者は、次の3つについては、心の健康と関連が深い職業性ストレスの原因として、しっかり把握しなければなりません。

①仕事の要求度（仕事の負荷、責任）
②仕事のコントロール（労働者の裁量権や自由度）
③上司や同僚の支援（職場の人間関係）

🐾 管理監督者の職場環境のチェックポイント 重要！

　管理監督者は、労働時間や仕事の質や量、職場の人間関係などが、労働者の健康に影響を及ぼしているという知識をもつことが必要です。

　日常の管理の中で労働者を観察し、**コミュニケーション**をとり、仕事をやりにくくしたり、職場環境を悪くしている原因がないか、**具体的な問題を把握する**ように努めましょう。

🐾職場環境改善への対応

労働安全衛生法に基づく医師による面接指導では、医師は結果を報告書②にまとめ、事業者が就業上の措置を適切に講じることができるよう、意見を述べることになっています。

「面接指導結果報告書」に書かれている「勤務の状況」を確認し、対応策を検討することが管理監督者の役割として重要です。また、労働時間以外で注意を要する負荷要因③などについて医師から確認されることもあります。

そして、ストレスチェック制度の集団分析結果や、**3**の図表1「職場環境改善のためのヒント集（メンタルヘルスアクションチェックリスト）」を活用し、職場環境の改善方法を実行に移していきましょう。

②次の者に対する「面接指導結果報告書」があるよ。
• 長時間労働者に該当する労働者
• 高ストレス者に該当する労働者

③労働災害の原因になる重大な要因として、職場環境の改善に取り組むことが求められるよ。

試験問題を解いてみよう！

問題1 　予想問題

次の記述のうち、<u>不適切なもの</u>を一つ選びなさい。

① メンタルヘルス対策では、職場環境と個人の両側面の対応が重要となっているが、職場環境として人事制度や組織風土の改善を図ることは重要とされている。

② 職場環境を悪くしている原因がないか、具体的な問題を把握するためにストレスチェック制度の集団分析結果を活用する。

③ ストレスの原因となる「職場組織」には「職場の意思決定に参加する機会がない」がある。

④ 「好ましくない作業レイアウトや人間工学的環境」は「職場組織」のストレスの原因に分類される。

解答・解説

①：適切
②：適切
③：適切
④：不適切
「職場の物理化学的環境」に分類されます。

| 解答1 | ④ |

　職場環境に関する次の記述のうち、適切なものを一つ選びなさい。

① 　ILO（国際労働機関）が世界各国の職場のストレス対策の成功事例を集めて分析した報告では、個人向けのアプローチの方が、職場環境などの改善を通じた対策より効果的であったと強調している。

② 　2015年12月に施行された、労働安全衛生法第66条の10に基づくストレスチェックを実施するうえで、検査結果に基づく職場の環境改善は法的義務であり、また、管理監督者は日常の業務の中でも、職場環境を悪くしている原因がないか具体的な問題を把握することが求められる。

③ 　仕事の量や質といった職場環境によるストレスは、労働者個人の力だけでは改善することが困難であり、事業場としての取組が必要になる。

④ 　「労働者の心の健康の保持増進のための指針」（厚生労働省、2006年、2015年一部改正）では、職場レイアウト、作業方法、職場組織の改善などを通じた職場環境等の改善は、労働者の心の健康の保持増進に効果的とされているが、コミュニケーションについては含まれていない。

解答・解説

①：不適切
「職場環境」のアプローチの方が効果的です。

②：不適切
「検査結果に基づく職場の環境改善は法的義務」という記述が誤りです。職場ごとのストレス状況を把握するのは努力義務とされています。

③：適切

④：不適切
「コミュニケーション」も含まれています。

解答1	③

問題3 第24回(第3問[2])

職場環境に関する次のA～Dの記述のうち、正しいもの（○）と誤っているもの（×）の組合せとして、適切なものを一つ選びなさい。

A．労働安全衛生調査（厚生労働省、2018年）の結果より、職場環境の中でも、特に職場の人間関係などの「職場組織の問題」や、仕事の量や質などの「作業内容及び方法」が労働者の主なストレス原因であることがわかる。（改題）

B．ストレス軽減を目指した職場改善にあたっては、現場の管理監督者と労働者が自主的な改善を継続的に行っていくことが大切である。

C．社会経済における高度情報化とグローバル化が進み、会社などの組織が事業の再構築や業務の効率化などを行う結果、仕事は複雑化、高度化、高密度化し、労働者に与える負担が増えている。

D．仕事のストレスの原因のうち、「作業内容及び方法」によるものとしては、(1) 長時間労働である (2) 仕事の役割や責任がはっきりしていない (3) 従業員に自由度や裁量権がほとんどない (4) 管理職や同僚からの支援や相互交流がないことなどが挙げられる。

① (A) ○ (B) ○ (C) ○ (D) ×
② (A) × (B) ○ (C) ○ (D) ×
③ (A) ○ (B) ○ (C) ○ (D) ○
④ (A) × (B) × (C) × (D) ○

解答・解説

A：○
B：○
C：○
D：×

「管理職や同僚からの支援や相互の交流がない」は「職場組織」のストレスの原因です。

| 解答3 | ① |

 Point 問題3のようなタイプは、すべての選択肢の正誤がわかっていないと正解できないので、難易度が高くなります。

ストレスの評価方法

職業性ストレス簡易調査票は、細かいところもよく出題されるので図を含めてしっかり押さえましょう。

　職場ごとのストレス要因を知る手段としては、チェックリストや、質問紙調査①があります。ここでは、質問紙調査のうち、職業性のストレスを把握するための調査票を紹介していきます。

①信頼性の高さや調査が容易などの理由からよく利用されるよ。

🐾 職業性ストレス簡易調査票②を用いた職場のストレス要因の評価 重要!

（1）職業性ストレス簡易調査票の特徴

①仕事上の**ストレス要因**、**ストレス反応**、**修飾要因**③が同時に評価できる。
②**あらゆる業種**の職場で使用できる。
③労働者への負担もそれほど大きくない。
④全部で**57**項目、3つの尺度の質問で構成されている④。

②職業性ストレス簡易調査票は、ストレスチェック制度でも使用が推奨されているよ。厚生労働省版ストレスチェック実施プログラムをダウンロードして用いることができるよ。

尺度	項目	内容
仕事のストレス要因	17	仕事の量的負担、質的負担、身体的負担、コントロール、技術の活用、対人関係、職場環境、仕事の適性度、働きがい
ストレス反応	29	活気、イライラ感、疲労感、不安感、抑うつ感、身体愁訴
修飾要因	11	上司、同僚、配偶者、家族、友人からのサポート、上司、同僚、配偶者、家族、友人及び仕事あるいは家庭生活に対する満足度

③ストレス要因からストレス反応が生じる際に影響するものだよ。

 Point　職業性ストレス簡易調査票では「満足度について」の具体的内容の問題が出題されるなど、調査票の内容を具体的に問う問題が出ています。
次ページの図表1で一度は目を通しておきましょう。

④数字と各尺度の中身もしっかり覚えよう。

図表1 職業性ストレス簡易調査票

職業性ストレス簡易調査票（57項目）

A あなたの仕事についてうかがいます。最もあてはまるものに○を付けてください。

1. 非常にたくさんの仕事をしなければならない —— 1 2 3 4
2. 時間内に仕事が処理しきれない —— 1 2 3 4
3. 一生懸命働かなければならない —— 1 2 3 4
4. かなり注意を集中する必要がある —— 1 2 3 4
5. 高度の知識や技術が必要なむずかしい仕事だ —— 1 2 3 4
6. 勤務時間中はいつも仕事のことを考えていなければならない 1 2 3 4
7. からだを大変よく使う仕事だ —— 1 2 3 4
8. 自分のペースで仕事ができる —— 1 2 3 4
9. 自分で仕事の順番・やり方を決めることができる 1 2 3 4
10. 職場の仕事の方針に自分の意見を反映できる 1 2 3 4
11. 自分の技能や知識を仕事で使うことが少ない 1 2 3 4
12. 私の部署内で意見のくい違いがある —— 1 2 3 4
13. 私の部署と他の部署とはうまが合わない —— 1 2 3 4
14. 私の職場の雰囲気は友好的である —— 1 2 3 4
15. 私の職場の作業環境（騒音、照明、温度、換気など）はよくない —— 1 2 3 4
16. 仕事の内容は自分にあっている —— 1 2 3 4
17. 働きがいのある仕事だ —— 1 2 3 4

B 最近1か月間のあなたの状態についてうかがいます。最もあてはまるものに○を付けてください。

1. 活気がわいてくる —— 1 2 3 4
2. 元気がいっぱいだ —— 1 2 3 4
3. 生き生きする —— 1 2 3 4
4. 怒りを感じる —— 1 2 3 4
5. 内心腹立たしい —— 1 2 3 4
6. イライラしている —— 1 2 3 4
7. ひどく疲れた —— 1 2 3 4
8. へとへとだ —— 1 2 3 4
9. だるい —— 1 2 3 4
10. 気がはりつめている —— 1 2 3 4
11. 不安だ —— 1 2 3 4
12. 落着かない —— 1 2 3 4
13. ゆううつだ —— 1 2 3 4
14. 何をするのも面倒だ —— 1 2 3 4
15. 物事に集中できない —— 1 2 3 4
16. 気分が晴れない —— 1 2 3 4
17. 仕事が手につかない —— 1 2 3 4
18. 悲しいと感じる —— 1 2 3 4
19. めまいがする —— 1 2 3 4
20. 体のふしぶしが痛む —— 1 2 3 4
21. 頭が重かったり頭痛がする —— 1 2 3 4
22. 首筋や肩がこる —— 1 2 3 4
23. 腰が痛い —— 1 2 3 4
24. 目が疲れる —— 1 2 3 4
25. 動悸や息切れがする —— 1 2 3 4
26. 胃腸の具合が悪い —— 1 2 3 4
27. 食欲がない —— 1 2 3 4
28. 便秘や下痢をする —— 1 2 3 4
29. よく眠れない —— 1 2 3 4

C あなたの周りの方々についてうかがいます。最もあてはまるものに○を付けてください。

次の人たちはどのくらい気軽に話ができますか？

1. 上司 —— 1 2 3 4
2. 職場の同僚 —— 1 2 3 4
3. 配偶者、家族、友人等 —— 1 2 3 4

あなたが困った時、次の人たちはどのくらい頼りになりますか？

4. 上司 —— 1 2 3 4
5. 職場の同僚 —— 1 2 3 4
6. 配偶者、家族、友人等 —— 1 2 3 4

あなたの個人的な問題を相談したら、次の人たちはどのくらいきいてくれますか？

7. 上司 —— 1 2 3 4
8. 職場の同僚 —— 1 2 3 4
9. 配偶者、家族、友人等 —— 1 2 3 4

D 満足度について

1. 仕事に満足だ —— 1 2 3 4
2. 家庭生活に満足だ —— 1 2 3 4

（出所：厚生労働省版ストレスチェック実施プログラム）

 1…そうだ、2…まあそうだ、3…ややちがう、4…ちがうと4段階で回答していくよ。

①「同僚」「上司」からの支援で、家族の支援はないよ！

②事業部全体、部、課、作業グループなどの集団を単位として、4つの要因の平均点を算出し、職場の心理社会的なストレス要因が従業員の健康を脅かす危険性について示すことができるよ。

（2）仕事のストレス判定図

① 仕事のストレス判定図とは 重要！

　ストレスチェック制度においても使用が推奨されている職業性ストレス簡易調査票の結果から作成できる職場環境を評価する方法です。職業性ストレスのモデルの代表の「仕事の要求度コントロールサポートモデル」に基づき、仕事のストレス要因として4つの要因（①仕事の量的負担、②コントロール、③上司の支援、④同僚の支援）①から評価するものです②。

　仕事のストレス判定図は、2つの図から構成されています。判定図上の斜線は、仕事のストレス要因から予想される疾病休業などの健康リスクについて、標準集団の平均を100として表しています③。

量―コントロール判定図

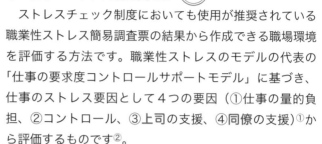

全国平均◆と比較して仕事の量的負担はほぼ同じだが、仕事のコントロールは低い

職場の支援判定図

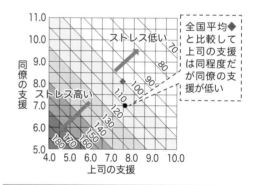

全国平均◆と比較して上司の支援は同程度だが同僚の支援が低い

- 集団分析を行ったグループのプロット（●）の位置が右下にあるほど健康リスクが高いと判断される
- 仕事の量的負担（横軸）は全国平均の位置とほぼ同程度、仕事のコントロール（縦軸）が全国平均より低い

- 集団分析を行ったグループのプロット（●）の位置が左下にあるほどストレスが高い、健康リスクが高い
- 上司の支援（横軸）は全国平均とほぼ同程度、同僚の支援（縦軸）の点数が低い

③平均は「100」で「50」ではないよ。図の見方を理解しておこう！

　まず、回答者の性別により判定図を選びます。

　次に、職場の平均点を判定図上にプロットします。

　最後に、自分の職場のストレスの特徴を全国平均と比較し判定します。

② 総合健康リスク

　総合健康リスクの数字は、2つの判定図から総合的に判断し、職場の仕事のストレス要因がどの程度従業員の健康に影響を与える可能性があるかの目安となります。

　総合健康リスクが118の場合、従業員の健康への悪影響が平均より18%増しということです。総合健康リスクが現在よりも低下するように職場の管理、ストレス管理をしていくことが望まれます[④]。

健康リスクの注意点

①健康リスクが全国平均の100を下回っているので問題ないというわけではない。
②仕事のストレス判定図の健康リスクがすべてではない。
③定期的に仕事のストレス判定図を作成し、職場環境を評価していると、経年変化がある。

---

③ 判定図を見る際の注意点

　判定図は、できれば20人以上、少なくとも10人以上の集団で作成しましょう。人数が少ないと、個人差の影響が大きくなり職場のストレスを正しく評価できないことがあり、個人が推定される可能性もあるので注意が必要です。

④ 職場のストレス要因の改善策

　メンバー同士でも話し合うためのツールとして、職場環境改善のためのヒント集も活用できます。

　仕事のストレス判定図を構成する4つの要素（仕事の量、仕事のコントロール、同僚の支援、上司の支援）に関連が深いアクションをとれば、健康リスクの軽減も期待できます。

　職場環境の評価を行い、改善計画を立案したい場合は、ストレスや職場環境の知識のある産業保健スタッフと協力すると効果的です。

[④]・仕事のコントロール度が低めの場合、職場の構成員に裁量権をもってもらう
・同僚の支援が低めの場合、同僚間のコミュニケーションを阻害する原因がないか探って解決を図る方法があるよ。

健康リスクの数値から総合的な判断を行い、判定図を構成する4つの要因の部署の平均点と、全国平均や職場全体の平均との差異を見て特徴を探していこう。

（3）新職業性ストレス簡易調査票

職業性ストレス簡易調査票に、新たに22の尺度を追加して開発されたものです。仕事の意義、成長の機会が与えられているか、上司が公正な態度で接してくれているか、キャリア形成の機会が提供されているかなど、仕事から得られる心理社会的資源について評価するものです。

また、労働者の仕事へのポジティブな関わり（**ワーク・エンゲイジメント**①）や職場の一体感なども測定することができます。

「推奨尺度セット標準版」は42尺度120項目、「推奨尺度セット短縮版」は従来の57項目と合わせた80項目で構成されています。

ストレス簡易調査票を比較すると、次のようになります。

職業性ストレス簡易調査票	ネガティブな側面を評価して仕事のストレスへの悪影響を改善、予防する視点
新職業性ストレス簡易調査票	仕事のポジティブな側面を評価してよい点や強みをさらに伸ばす視点

 Point 「ワーク・エンゲイジメント」を「ワーカホリック」と引っかける問題が出ています。気をつけましょう。

（4）総合的な職場環境評価の重要性

① スタッフ、労働者からのヒアリング

職業性ストレス簡易調査票、新職業性ストレス簡易調査票による職場のストレスや資源に関する評価に加え、管理監督者の普段の観察や産業保健スタッフからの意見、労働者からのヒアリングを行うと、職場の抱える問題点や良好な点をより明確化することができます。

② 職場環境などのストレス要因を把握するための方法

管理監督者が日常の業務管理の中でストレス原因や労働者のストレスのサインに気づき、小グループ活動や職場安全衛生委員会などで労働者からの意見を取り上げていきます。

①仕事から活力を得てイキイキしている状態のことだよ。1章11 4 で確認しておこう。

試験問題を解いてみよう！

問題1 予想問題

　職業性ストレス簡易調査票や仕事のストレス判定図に関する次の記述のうち、<u>不適切なもの</u>を一つ選びなさい。

① 職業性ストレス簡易調査票の総合健康リスクが118の場合、従業員への健康への悪影響が18％増しになる。

② 仕事のストレス判定図の「量―コントロール判定図」では、仕事の量的負担の点数が高いほど、負担は小さいとされている。

③ 仕事のストレス判定図の「職場の支援判定図」では、同僚の支援の点数が高いほど、ストレスは小さいとされている。

④ 職業性ストレス簡易調査票は、仕事上のストレス要因、ストレス反応、修飾要因が同時に評価でき、あらゆる業種で使用できる。

解答・解説

①：適切
②：不適切
「小さい」ではなく「大きい」です。
③：適切
④：適切

解答1	②

問題2 第21回（第3問[4]）

　職業性ストレス簡易調査票や仕事のストレス判定図に関する次の記述のうち、適切なものを一つ選びなさい。

① 職業性ストレス簡易調査票は57項目の質問からなり、最も簡便に職場環境を評価するには、仕事の量的負担、コントロール、上司の支援の３つの尺度のみを用いる。

② 仕事のストレス判定図は「質―コントロール判定図」と「職場の支援判定図」の２つの図から構成されている。

③ 職業性ストレス簡易調査票では、「最近２～３か月のあなたの状態についてうかがいます。」とストレス反応について聞いている。

④ 職業性ストレス簡易調査票では、「満足度について（仕事及び家庭生活において）」の質問がある。

解答・解説

①：不適切
「同僚支援」を含む４つの尺度を用います。
②：不適切
「質―コントロール判定図」ではなく「量―コントロール判定図」です。
③：不適切
「最近１か月」の状態について聞いています。
④：適切

解答2	④

職業性ストレス簡易調査票や仕事のストレス判定図などに関する次の記述のうち、不適切なものを一つ選びなさい。

① 職業性ストレス簡易調査票の仕事のストレス要因の質問では、「そうだ」「まあそうだ」「ややちがう」「ちがう」などの4段階で回答する。

② 職業性ストレス簡易調査票の「あなたが困った時、次の人たちはどのくらい頼りになりますか？」という修飾要因の質問の『次の人』には、「上司」「職場の同僚」「配偶者、家族、友人等」が含まれる。

③ 仕事のストレス判定図は2つの図から構成されており、判定図上の斜めの線は、仕事のストレス要因から予想される疾病休業などの健康問題のリスクを標準集団の平均が100であるものとして表している。

④ 新職業性ストレス簡易調査票では、仕事の意義、成長の機会が与えられているか、キャリア形成の機会が提供されているかなど、仕事から得られる心理社会的資源について評価でき、仕事から生じるポジティブな側面としてワーカホリックや職場の一体感などが測定できる。

解答・解説

① ：適切
② ：適切
③ ：適切
④ ：不適切
「ワーカホリック」ではなく「ワーク・エンゲイジメント」です。

解答3　④

仕事のストレス判定図の使用方法に関する次の記述のうち、不適切なものを一つ選びなさい。

① 回答者の性別によって判定図を選ぶ。

② 各人の調査票から4つの点数（仕事のコントロール、仕事の量的負担、上司の支援、家族の支援）を計算し、全員の平均を求める。

③ 職場の平均点を判定図上にプロットする。

④ 自分の職場のストレスの特徴を全国平均と比較し判定する。

解答・解説

① ：適切
② ：不適切
「家族」の支援ではなく、「同僚」の支援です。
③ ：適切
④ ：適切

解答4　②

3 ラインによる職場環境改善

頻出度
★★★

職場環境改善のためのヒント集を中心にしっかり理解していきましょう。

🐾 成功事例にみる職場環境改善の具体例

全国から集められた職場環境改善に役立った具体例をみていきましょう。

①毎朝の定例会議でコミュニケーションをよくする。
②係長クラスへ裁量権を一部移譲し、業務の効率化を図る。
③週1回ノー残業デーを設ける。
④管理職にデスクワークの日をつくる。
⑤多能工化を図り、最低2人が同じ業務を担当できるようにする。
⑥1日に2枠のメンタルヘルス相談の枠を設ける。
⑦衛生委員会を通じてストレス調査を実施し、対策を検討した。

（出所：公式テキストP.135）

 Point
②…裁量権は「全部」移譲ではありません。
⑤…業務の担当は、最低「2人」という点を注意しておきましょう。「1人」で担当できるようにするという引っかけが出ています。

🐾 職場環境改善のステップ

ラインによるケアで、職場環境改善を進めるには、P→D→C→Aサイクル①と4つのステップで検討していきます。

①PとDが重要だよ。

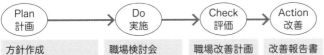

Plan 計画	Do 実施	Check 評価	Action 改善
方針作成 職場改善の事前準備	職場検討会 （グループ討議）	職場改善計画 の作成と実施	改善報告書 の提出

| P | キーパーソンとなる職場の管理監督者が職場環境改善を進めることが重要 |

| D | ストレス調査結果や事業場内の良好事例を参考にし、ストレス低減に役立つよい事例と改善点を討議（産業保健スタッフ、健康管理担当者などがファシリテーター①で参加するとよい） |

①助言者、促進者のことだよ。

| C | 改善提案を
• すぐに実施可
• 中期的課題
• 長期的課題の3つに整理し総合討議し、改善計画を作成 |

| A | |

職場環境改善に利用されるツール

（1）注目される良好事例の活用

働きやすい職場づくりのために良好事例（前ページ参照）から学び対策を進めるのはストレスを軽減する手法として効果的です。

（2）職場環境改善のためのヒント集 重要!
（メンタルヘルスアクションチェックリスト）

職場のストレス要因とその改善策には、メンバー同士で話し合うためのツール「職場環境改善のためのヒント集（メンタルヘルスアクションチェックリスト）」を活用します。現場で利用しやすい6つの改善領域、30項目②に集約・整理して作成されたものです。

②数字の引っかけに気をつけて！

**図表1 職場環境改善のためのヒント集
（メンタルヘルスアクションチェックリスト）の項目③** 重要！

③6つの各領域の
具体的な改善点が
よく出るよ。

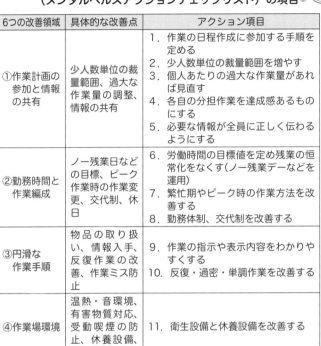

6つの改善領域	具体的な改善点	アクション項目
①作業計画の参加と情報の共有	少人数単位の裁量範囲、過大な作業量の調整、情報の共有	1. 作業の日程作成に参加する手順を定める 2. 少人数単位の裁量範囲を増やす 3. 個人あたりの過大な作業量があれば見直す 4. 各自の分担作業を達成感あるものにする 5. 必要な情報が全員に正しく伝わるようにする
②勤務時間と作業編成	ノー残業日などの目標、ピーク作業時の作業変更、交代制、休日	6. 労働時間の目標値を定め残業の恒常化をなくす（ノー残業デーなどを運用） 7. 繁忙期やピーク時の作業方法を改善する 8. 勤務体制、交代制を改善する
③円滑な作業手順	物品の取り扱い、情報入手、反復作業の改善、作業ミス防止	9. 作業の指示や表示内容をわかりやすくする 10. 反復・過密・単調作業を改善する
④作業場環境	温熱・音環境、有害物質対応、受動喫煙の防止、休養設備、緊急時対応	11. 衛生設備と休養設備を改善する
⑤職場内の相互支援	上司・同僚の支援、チームワークづくり、仕事の評価、職場間の相互支援	12. 上司に相談しやすい環境を整備する 13. 同僚に相談できコミュニケーションがとりやすい環境を整備する 14. チームワークづくりをすすめる 15. 仕事に対する適切な評価を受け取ることができる
⑥安心できる職場のしくみ	訴えへの対処、自己管理の研修、仕事の見通し、昇格機会の公平化	16. セルフケアについて学ぶ機会を設ける 17. 昇進・昇格、資格取得の機会を明確にし、チャンスを公平に確保する 18. 緊急の心のケア

（出所：厚生労働省「職場環境改善のためのヒント集項目一覧表」）

Point この図表1はしっかり覚えましょう。6つの領域と具体的な改善点の入れ替え問題や、穴埋め問題など、すべて覚えておかなければ解けない問題が出ています。

①特徴をしっかり
覚えてね。

（3）職場環境改善のためのヒント集の特徴①

　現場ですぐに、**既存の資源**を活用しながら**低コスト**で改善できる優先対策をチェックできるので、アクションチェックリストと呼ばれています。

　「危険箇所点検リスト」「確認リスト」など、合否判定に利用される一般的なチェックリストとは**異なり**、どのような対策を講じるかを職場で働く従業員同士によるグループで提案するために開発されたものです。職場環境等をまんべんなく点検することが目的ではなく、重要なポイントを中心に点検し、その後の話し合いで利用するための、参加者のアイデアを膨らませるためのチェックリストです②。

> 「職場環境改善のためのヒント集」は、一般的なチェックリストと「異なる」ので気をつけましょう。試験では「同じ」との引っかけが出ています。

②このほかにも、新職業性ストレス簡易調査票に対応した「ポジティブ版アクションチェックリスト（新職業性ストレス簡易調査票アクションリスト2012）」、中小職場向けにコンパクトにまとめられた「いきいき職場づくりのための参加型職場環境改善の手引き（2018改訂版）」があるよ！

（4）職場の課題を参加型職場改善で支援する方法

　専門家による職場改善の方法に関する知識の伝達だけでは十分ではないので、労働者の自主改善を促進するツール（良好事例、アクションチェックリスト、グループ討議手法）を利用します。

職場環境改善を成功させる４つのポイント

①自分たちの職場に目を向ける。
②良好事例に学ぶスタイルを作る。
　（自分たちの職場や同じ職種・系列企業でストレス対策に役立った成果を積極的に掘り起こし、習い、改善して次の改善へつなげる）
③具体的な働きやすさを目指す。
④実行して習うステップを踏む。

試験問題を解いてみよう！

問題1 第25回（第3問[3]）

メンタルヘルスアクションチェックリスト（職場環境改善のためのヒント集）の主要項目を示した下表の[　　　]にあてはまる語句の組合せとして適切なものを一つ選びなさい。

解答・解説

ア：裁量範囲
イ：円滑な作業手順
ウ：仕事の評価

| 解答1 | ③ |

6つの改善 技術領域	具体的な改善視点（抜粋）
A．作業計画の参加と情報の共有	少人数単位の[　ア　]、過大な作業量の調整、情報の共有
B．勤務時間と作業編成	ノー残業日などの目標、ピーク作業時の作業変更、交代制、休日
C．[　イ　]	物品の取扱い、情報入手、反復作業の改善、作業ミス防止
D．作業場環境	温熱・音環境、有害物質対応、受動喫煙の防止、休養設備、緊急時対応
E．職場内の相互支援	上司・同僚の支援、チームワークづくり、[　ウ　]、職場間の相互支援
F．安心できる職場のしくみ	訴えへの対処、自己管理の研修、仕事の見通し、昇格機会の公平化

① （ア）裁量範囲　（イ）仕事のコントロール
　　（ウ）懇親会

② （ア）作業編成　（イ）仕事のコントロール
　　（ウ）仕事の評価

③ （ア）裁量範囲　（イ）円滑な作業手順
　　（ウ）仕事の評価

④ （ア）作業編成　（イ）円滑な作業手順
　　（ウ）懇親会

職場環境改善のためのヒント集（メンタルヘルスアクションチェックリスト）に関する次の記述のうち、<u>不適切</u>なものを一つ選びなさい。

① 日本全国から職場環境等の改善事例を収集したうえで、現場で利用しやすい6つの領域30項目に集約、整理されている。

② 職場環境等を抜け落ちなく点検することが目的ではなく、重要なポイントを中心に点検し、その後の職場の話し合いで参加者のアイデアを膨らませるためのチェックリストである。

③ 「危険箇所点検リスト」や「確認リスト」などと同様に、合否の判定や点数化による職場のランクづけができる。

④ 現場ですぐに、既存の資源を活用しながら低コストで改善できる優先対策をチェックできる。

①：適切
②：適切
③：不適切
合否判定に利用される一般的なチェックリストとは異なるものです。
④：適切

| 解答2 | ③ |

メンタルヘルスケアにおける「ラインによるケア」として取り組む職場環境改善に関する次の記述のうち、<u>不適切</u>なものを一つ選びなさい。

① キーパーソンとなる職場の管理監督者が職場環境改善などを進めることは、ストレス対策として重要である。

② グループ討議などの職場環境改善を話し合う場を設け、ストレス調査結果や良好事例を参考にしながら、ストレス低減に役立っているよい事例と改善点について討議する。

③ グループ討議では、管理監督者がファシリテーター（助言者、促進者）として参加することが効果的である。

④ グループ討議終了後は、改善提案のまとめを行い、対策実施がすぐに可能なもの、中期的な課題、長期的な課題などに整理しながら、総合討議を行う。

①：適切
②：適切
③：不適切
「産業保健スタッフ」や「健康管理担当者」です。
④：適切

| 解答3 | ③ |

ラインによる職場環境 改善の具体的な進め方

頻出度
★ ★ ★

人事労務管理スタッフとの連携や衛生委員会の活用を中心に進めましょう。

🐾 厚生労働省の指針における管理監督者の役割

①職場環境等の評価と問題点の把握、②職場環境等の改善の2点の視点から、管理監督者の役割には、次のようなポイントがあります。

1. 職場環境等の評価と問題点の把握	• 日常の職場管理等によって、職場環境等の具体的問題点を把握する。
2. 職場環境等の改善	• 事業場内産業保健スタッフ等から、職場環境等の評価結果に基づき、その改善の助言を受ける。 • 労働者の労働の状況を日常的に把握し、個々の労働者に過度な長時間労働、疲労、ストレス、責任等が生じないようにする等、労働者の能力、適性及び職務内容に合わせた配慮を行う。 • その改善の効果を定期的に評価し、効果が不十分な場合は、取組方法を見直し、継続的な取り組みに努める。 • 職場環境等の改善にあたっては、労働者の意見を踏まえ、労働者が参加して行う職場環境等の改善手法等を活用する。 • 必要に応じて、事業場外資源の助け及び協力を求める。

(出所：厚生労働省「労働者の心の健康の保持増進のための指針」)

🐾 連携による職場環境改善

産業医や産業保健スタッフ、**人事労務管理スタッフ**との連携による職場環境の改善のポイントについて整理すると、次のようになっています。

産業医、産業保健スタッフ	職場内のストレス要因の把握や評価をし、その結果に基づき管理監督者に助言、協力しながら職場環境の改善に努める。
人事労務管理スタッフ①	管理監督者だけでは解決できない職場配置、人事異動、職場の組織などの人事労務管理上のシステムが健康に及ぼしている具体的な影響を把握する。

① 「衛生管理者」じゃないよ！

①数字の引っかけに気をつけて。

②衛生委員会が行う①〜⑤の内容もしっかり押さえよう。

🐾 衛生委員会等の社内組織の活用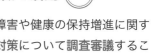

　衛生委員会は、労働者の健康障害や健康の保持増進に関する事項などの**衛生管理に関する対策**について**調査審議**することとされ、業種を問わず、常時**50人以上**①の労働者を使用する事業場に設置義務があります。

　メンタルヘルスに重点を置いた職場環境改善を進めるためには、**衛生委員会を有効活用して**①ストレス調査の実施、②職場ミーティングの開催、③グループ討議の場の設定、④改善提案の集約、⑤進捗状況の把握を行うことができます②。

試験問題を解いてみよう！

【問題1】 第20回（第3問[3]）

　職場環境などの改善に関する次の文章の [　　] にあてはまる語句の組み合わせとして、適切なものを一つ選びなさい。

　メンタルヘルスに重点を置いた職場環境改善を進めるためには、[　ア　] を有効に活用して、ストレス調査の実施に関すること、職場ミーティングの開催やグループ討議の場の設定、改善提案の集約や進捗状況の把握などを行うことが大切である。

　[　ア　] の役割は、衛生管理に関するさまざまな対策について [　イ　] することとされており、常時 [　ウ　] 人以上の労働者を使用する事業場においては、その設置が義務づけられている。

① （ア）衛生委員会　（イ）連絡・調整　（ウ）100
② （ア）労使協議会　（イ）団体交渉　（ウ）50
③ （ア）労使協議会　（イ）調査審議　（ウ）100
④ （ア）衛生委員会　（イ）調査審議　（ウ）50

解答・解説

ア：衛生委員会
イ：調査審議
ウ：50

解答1　④

5 対策の評価

頻出度
★★★

2つの評価の方法の内容や違いを比較しながら押さえましょう。

改善対策の評価

（1）職場環境の改善の効果を評価する方法① 重要!

　職場環境の改善が実施された後の評価をする方法として、計画されたものが適切に実施されたか「**実行プロセス**」を評価する方法や、実施によって行われた「**結果**」を評価する方法などがあります。

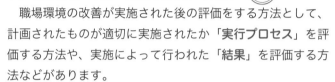

計画実施状況の評価 プロセスの評価	計画された改善提案がどの程度実施されたか、改善実行レベルで評価する方法 ①職場への訪問、ヒアリング調査などで評価する②。 　→職場環境の検討委員会、衛生委員会で行われた改善を報告する。 ②職場がストレス対策に取り組む組織づくりの状態を評価することもできる。
取組みによる効果の評価 アウトカムの評価	改善前後の労働者の健康状態を評価する方法 ①職業性ストレス簡易調査票の仕事のストレス判定図（**2**を参照）では、仕事の量的負担や仕事のコントロールがどの程度改善したか、ストレスレベルの変化が定量的に評価できる③。 ②生産性の向上、欠勤率の減少、休業日数の変化などを記録して評価する。

 Point プロセスの評価とアウトカムの評価の内容を逆にして問われる問題も出てきています。しっかり比較しながら覚えましょう。

（2）職場環境改善の効果 重要!

　職場環境改善は個人向けのメンタルヘルス対策と同じく便益は費用を**上回り**④、これらの対策が事業者にとって経済的な利点がある可能性が示唆されています。

①実行プロセスを評価→プロセスの評価
結果を評価→アウトカムの評価だよ！

②社内で職場環境改善等の取組みを評価し、計画された提案と実施数を記録するんだよ。

③例えば、ストレス調査票を用いた改善前後の健康情報を評価する方法だよ。

④「下回る」のではなく「上回る」だよ。

（3）労働安全衛生マネジメントシステム（OSHMS）による評価方法

　最近では、OSHMSを導入している事業場が増えています。OSHMSは、事業場の安全衛生水準の向上を図ることを目的とした安全衛生管理の仕組みです。

　OSHMSの国際規格として2018年にISO45001が発行されており、リスクアセスメントを中心とした労働安全衛生の仕組みや評価、認証制度が国際的に進んでいます①。

　ISO45001は、既存のマネジメントシステムに取り組んでいる場合、労働安全衛生を含む統合マネジメントシステムとして運用することができます。

①職場での精神的な安全衛生指針（ISO45003）も、近日中に公開される予定だよ。

試験問題を解いてみよう！

問題1 第23回（第3問[2]）

　職場環境改善の対策を評価する方法に関する次の記述のうち、適切なものを一つ選びなさい。

① 職場環境改善の対策を評価する方法には、実行プロセスを評価する方法と、実施によって行われた結果を評価する方法などがある。

② プロセスの評価では、生産性の向上、欠勤率の減少、休業日数の変化などを記録して評価することも可能である。

③ アウトカムの評価は、計画された改善提案がどの程度実施されたか、改善実行レベルで評価する方法である。

④ 個人向けのメンタルヘルス対策は便益が費用を上回るが、職場環境改善は便益が費用を上回るまでには至っていない。

解答・解説

①：適切
②：不適切
アウトカムの評価の内容です。
③：不適切
プロセスの評価の内容です。
④：不適切
職場環境改善も、便益が費用を上回っています。

| 解答1 | ① |

第**4**章

個々の労働者への配慮

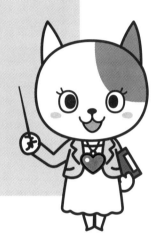

●━◆ **この章で学ぶこと**

ストレスの対処法やストレス軽減法について学んでいきます。また、管理監督者として部下のストレスに気づくポイントや、管理監督者自身のストレス対策について理解を深めましょう。

◆ **試験の特徴**

● 出題数は 12/50 問

● 最も多く出題されている重要な章なのでしっかり理解しましょう。

● 1 章との関連もあるので総合的な理解が必要です。

<table>
<tr><td>1</td></tr>
<tr><td>頻出度
★★★</td></tr>
</table>

部下のストレスへの気づき

心理的負荷によるストレス基準や長時間労働に対しての対策について理解していきましょう。

🐾 心理的負荷による精神障害の認定基準 重要!

自殺の業務起因性を認めなかった**行政**の判断が、**司法**において覆される①事案が発生していたため、労働省（現：厚生労働省）は、自殺を含む精神障害の労災認定基準を見直しました。

1999年	心理的負荷による精神障害等に係る	公表
2009年	業務上外の判断指針	一部改正
2011年	心理的負荷による精神障害の認定基準②	策定
2020年		一部改正

「心理的負荷による精神障害の認定基準」は、労災認定の審査の迅速化・効率化を図るために策定されたもので、ストレスの評価基準をよりわかりやすく具体的にしています。この基準では、**業務**による心理的負荷と**業務外**の心理的負荷の強度を評価する基準を設定し、判断する手順を示しています。

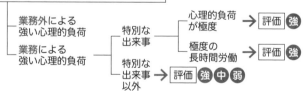

・**業務による強い心理的負荷の具体的事項**③

「心理的負荷による精神障害の認定基準」では、業務による出来事等による心理的負荷の強度がどの程度であるかを別表にまとめています。心理的負荷が「強」となるものについてまとめると、次のようになります。

①行政と司法を逆にしないでね。

②職場における「パワーハラスメント」の定義が法律上規定されたことをふまえ、改正が行われたよ。1章**6**でも内容を確認しておこうね。

③各類型の「強」とするものをしっかり覚えていこう。

	類型	心理的負荷の総合評価を「強」とするもの
特別な出来事⑤	心理的負荷が極度のもの	・生死にかかわる、極度の苦痛をともなう、又は永久労働不能となる後遺障害を残す業務上の病気やケガをした ・業務に関連し、他人を死亡させ、又は生死にかかわる重大なケガを負わせた（故意によるものを除く） ・強姦や、本人の意思を抑圧して行われたわいせつ行為などのセクシュアルハラスメントを受けた
	極度の長時間労働④	・発病直前の1か月におおむね160時間を超えるような、又はこれに満たない期間にこれと同程度の（例えば3週間におおむね120時間以上の）時間外労働を行った
特別な出来事以外⑤	①事故や災害の体験	・重度の病気やケガをした ・業務に関連し、本人の負傷は軽度・無傷であったが、自らの死を予感させる程度の事故等を体験した
	②仕事の失敗、過重な責任の発生等	・会社の経営に影響するなどの重大な仕事上のミスをし、事後対応にも当たった ・重大とまではいえない事故、事件ではあるが、その責任を問われ、立場や職責を大きく上回る事後対応を行った ・経営に影響するようなノルマが達成できず、そのため、事後対応に多大な労力を費やした ・業務に関連し違法行為を強要された
	③仕事の量・質	・仕事内容・仕事量の大きな変化を生じさせる出来事があった ・仕事量が著しく増加して時間外労働も大幅に増える（倍以上に増加し、1月当たりおおむね100時間以上となる）などの状況になり、その後の業務に多大な労力を費やした ・発病直前の連続した3か月間に、1月当たりおおむね100時間以上の時間外労働を行い、その業務内容が通常その程度の労働時間を要するものであった ・2週間（12日）以上にわたって連続勤務を行い、その間、連日、深夜時間帯に及ぶ時間外労働を行った
	④役割・地位の変化等	・経験した業務と全く異なる業務に従事し、配置転換後の業務対応に多大な労力を費やした ・転勤先は初めて赴任する外国であって現地の職員との会話は不能、治安状況が不安といったような事情から、転勤後の業務遂行に著しい困難を伴った
	⑤パワーハラスメント	・上司等から、治療を要する程度の暴行等の身体的攻撃を受けた場合 ・上司等から、暴行等の身体的攻撃を執拗に受けた場合 ・上司等による次のような精神的攻撃が執拗に行われた場合 　▶人格や人間性を否定するような、業務上明らかに必要がない又は業務の目的を大きく逸脱した精神的攻撃 　▶必要以上に長時間にわたる厳しい叱責、他の労働者の面前における大声での威圧的な叱責など、態様や手段が社会通念に照らして許容される範囲を超える精神的攻撃

④特に極度の長時間労働は労災認定の基準にもなっているよ。

⑤特別な出来事は2つの類型、特別な出来事以外は7つの類型に分けられているよ。

		• 心理的負荷としては「中」程度の身体的攻撃、精神的攻撃等を受けた場合であって、会社に相談しても適切な対応がなく、改善されなかった場合
⑥対人関係		• 同僚等から、暴行又は（ひどい）いじめ・嫌がらせを受けた
⑦セクシュアルハラスメント		• 身体接触のない性的な発言のみのセクシュアルハラスメントであって、発言の中に人格を否定するようなものを含み、かつ継続してなされた場合

（出所：厚生労働省「心理的負荷による精神障害の認定基準」別表1）

 特別な出来事の内容と特別な出来事以外の7つの内容をそれぞれしっかり押さえましょう。

①数あるメンタルヘルス不調でもうつ病が一番多いんだね。

「③仕事の量・質」に関して、時間外労働の長さによって、心理的負荷の強度を「弱」「中」「強」とする具体例があります。管理監督者は業務による心理的負荷が「強」とされる出来事の発生の防止に努めなければなりません。

②労働安全衛生法の改正、過重労働による健康障害防止のための総合対策などの対策を講じているよ。

時間外労働の具体例			心理的負荷の総合評価
1月当たり	80時間	未満	弱
		以上	中
発病直前の	連続した2か月間に1月約120時間以上		強
	3か月間に1月約100時間以上		

単独の出来事の心理的負荷が「中」の出来事が複数生じた場合の全体評価は「強」となることもあります。

③特に極度の長時間労働は労災認定の基準にもなっているよ。

 長時間労働 重要!

長時間労働は**うつ病**などのメンタルヘルス不調の要因①と考えられているだけでなく、脳・心臓疾患の発症との関連が強いという医学的知見が得られていることから、厚生労働省は時間外労働を削減し健康障害を防止するために様々な対策②を講じています。

④2018年に労働基準法が改正され（2019年4月施行）、36協定で定める時間外労働に、罰則つきの上限が設けられたよ。

（1）労働時間について③

長時間労働を抑制するために、**労働基準法（労基法）**では、次のように時間外労働について規定しています④。

原則	1週間40時間を超えて労働させてはならない（労基法32条）。
例外 さぶろく 36協定	「労働者の過半数で組織する労働組合」又は「労働者の過半数を代表する者」との書面による協定をし、行政官庁に届け出た場合 ➡協定の定めにより労働時間を延長又は休日労働させることができる（労基法36条）。 ➡罰則つき上限規制あり（原則：月45時間、年360時間）。
特別 条項	特別の事情が生じた場合はその都度、労使間で定める手続きを得て労働時間を延長できる。

（2）「過労死」「過労自殺」に関する裁判例

　裁判例では、会社側の主張と異なる限度を超えた長時間労働があったと認定されており、**労働基準監督署**による時間管理に関する指導を強化した結果、大企業や大学でも「サービス残業」が発覚し、過去にさかのぼって残業代を支払うといった事態が発生しました。

（3）過重労働による健康障害防止のための
　　総合対策について

　長時間労働に伴う健康障害の増加など労働者の生命や生活にかかわる問題が深刻化しており、的確に対処するため、労働安全衛生法等の改正が行われ、それに伴い、この「総合対策」が策定されました。過重労働による健康障害を防止するため**事業者**が講ずべき措置として、次の事項があります。

①時間外・休日労働時間の削減
②年次有給休暇の取得促進
③労働時間等の設定の改善⑤
④労働者の健康管理に係る措置の徹底
　• 健康管理体制の整備
　• 健康診断の実施
　• 長時間にわたる時間外・休日労働を行った労働者に
　　対する面接指導等
　• 過重労働による業務上の疾病を発生させた場合の措
　　置（原因の究明と再発防止）

⑤労働者のワーク・ライフ・バランスが整うような多様な生き方ができる制度の導入を積極的に検討するよ。

（4）長時間労働者に対する面接指導①

労働安全衛生法において、事業者は、長時間労働を行った労働者に対し、面接指導を実施しなければならないとされています。

また、総合対策②では、面接指導など（医師による面接指導及び面接指導に準ずる措置）の対象をさらに**拡大するよう努める**ことが求められています。

2019年4月の安衛法の改正によって、研究開発業務従事者や高度プロフェッショナル制度対象労働者に対する面接指導のルールも明確化されています。

1月あたりの時間外・休日労働時間	要件	対応
①80時間を超える	労働者からの申出	医師による面接指導を実施
②80時間を超える（①以外）	労働者からの申出なし	面接指導等をするよう努める
③45時間を超える	健康への配慮が必要	面接指導等の措置を講ずることが望ましい

①の医師による面接指導を実施した場合は、労働時間の短縮などの適切な事後措置を講じる、②、③の面接指導等を実施した場合は、それに準じた措置の実施に努めます③。

🐾 ストレスチェック④ 重要!

（1）高ストレスと判定されたら

① ストレスチェック（1章**9**参照）により、高ストレスと判定された労働者には、ストレスチェック実施者である医師等から、**個人結果の通知**とともに、**医師による面接指導**を受けるように**勧奨**がされます。

② 面接指導は労働者本人から事業者への申出により行われるものです。原則は就業時間内⑤に行われることとされています。また、事業者は、面接指導の結果によっては時間外労働の制限や配置転換等の就業上の措置を講じなければなりません。

①1章**8**で学習したものだよ。

②法律ではなく総合対策だよ！

③面接指導等により、労働者のメンタルヘルス不調が把握された場合は、必要に応じ、精神科医などと連携を図りつつ、対応するよ。

④長時間労働はストレスチェックの項目の中に含まれていないよ。

⑤時間「外」じゃないよ。

（2）労働者に対して、管理監督者として行うこと

- 労働者がストレスチェックの結果に基づく面接指導を受けやすいようにする。
- 面接指導を行った医師の意見を尊重して就業上の措置を講じる（**産業保健スタッフ、健康管理部門、人事労務部門**と連携）。
- 面接指導の結果を理由とする不利益な取扱いを行わない。
- ストレス状態の改善があれば、通常勤務にする等、産業医の意見を聴き、しかるべき措置をとる。

長時間労働から生じるメンタルヘルス不調

　長時間労働は、精神的疲労を蓄積させ、そこから生じるメンタルヘルス不調によって**うつ病**となります。元気がない、気弱なことをいうなどの変化がみられたら、問いかけを行い、うつ病の症状の有無を確認すべきです⑥。

家族による労働者の
疲労蓄積度チェックリスト

　「家族による労働者の疲労蓄積度チェックリスト」は精神的なものに限定したものではありませんが、周囲からみて心身の疲労蓄積度を判定する目安になります。このチェックリストでは、最近１か月の疲労、ストレス症状のチェックと最近１か月の働き方と休養のチェックを行います。

　「**疲労、ストレス症状**」「**働き方と休養**」のチェック項目結果から、総合判定⑦を行っていきます。

 Point　4章の問題では1章**9**からよく出題されています。3章**2**からも出題されています。

⑥うつ病の症状が半分も当てはまるようであれば、専門医への受診を促さなければならないよ。

⑦糖尿病や高血圧症等の症状がある場合は、正しく判定されないこともあるよ。

試験問題を解いてみよう！

問題1 **予想問題**

次の記述のうち、不適切なものを一つ選びなさい。

① 自殺の業務起因性を認めなかった行政の判断が、司法において覆される事案が発生していたため、自殺を含む精神障害の労災認定基準を見直し、「心理的負荷による精神障害の認定基準」を策定した。

② 長時間労働はうつ病などのメンタルヘルス不調の原因と考えられるだけではなく、脳・心臓疾患の発症との関連が強いという医学的知見が得られている。

③ 裁判例では、会社側の主張と異なる限度を超えた長時間労働があったと認定されており、労働基準監督署による時間管理に関する指導が強化された。

④ ストレスチェックにより高ストレスと判定された労働者には、個人結果の通知とともに、医師による面接指導を受けるように勧奨がなされ、面接指導は労働者本人からの申出により就業時間外で行われる。また、産業保健スタッフ、健康管理部門、人事労務部門が連携した就業上の措置が講じられる。

解答・解説

① : 適切
② : 適切
③ : 適切
④ : 不適切
就業時間「内」で行われます。

| 解答1 | ④ |

問題2 **第29回（第4問[7]）**

「過重労働による健康障害を防止するため事業者が講ずべき措置」（厚生労働省、2006年、2020年改正）に挙げられている、過重労働防止のために事業者が行うべき対策として、不適切なものを一つ選びなさい。

① 時間外・休日労働時間等の削減。

② 年次有給休暇の取得促進。

③ 勤務時間等の固定化。

④ 労働者の健康管理に係る措置の徹底。

解答・解説

③勤務時間等の固定化については、事業者が行うべき対策に含まれていません。

| 解答2 | ③ |

問題3 第29回（第4問［2］）

「心理的負荷による精神障害の認定基準」（厚生労働省、2011年、2020年改正）に関する次の記述のうち、**不適切**なものを一つ選びなさい。

① 極度の長時間労働とは、発病直前の1か月間におおむね160時間を超えるような時間外労働、又はこれに満たない期間にこれと同程度の時間外労働を行った場合も含まれる。

② 単独の出来事の心理的負荷が「中」である出来事が複数生じている場合は、全体評価が必ず「強」となる。

③ 業務に関する重大な違法行為の強要は、「特別な出来事以外」で心理的強度の負荷が「強」と判断される。

④ 「特別な出来事以外」には対人関係やセクシュアルハラスメントなどの類型があるが、セクシュアルハラスメントは「特別な出来事」にも含まれている。

解答・解説

① ：適切
② ：不適切
必ずではなく「強」となることもあります。
③ ：適切
④ ：適切

解答3	②

問題4 第27回（第4問［6］）

36（サブロク）協定に関する次の記述の［　　　］にあてはまる語句の組合せとして、適切なものを一つ選びなさい。

［　ア　］の定めにより、1週間について40時間を超えて労働させてはならないが、［　イ　］の［　ウ　］で組織する労働組合または［　イ　］の［　ウ　］を代表する者と書面による協定をし、これを［　エ　］に届け出た場合においてはその協定で定めるところによって労働時間を延長し、又は休日に労働させることができる。

① （ア）労働基準法　　　（イ）労働者
　　（ウ）過半数　　　　（エ）行政官庁
② （ア）労働基準法　　　（イ）正規労働者
　　（ウ）三分の二　　　（エ）厚生労働省
③ （ア）労働安全衛生法　（イ）労働者
　　（ウ）過半数　　　　（エ）行政官庁
④ （ア）労働安全衛生法　（イ）正規労働者
　　（ウ）三分の二　　　（エ）裁判所

解答・解説

ア：労働基準法
イ：労働者
ウ：過半数
エ：行政官庁

解答4	①

管理監督者が注意すべきストレス要因

仕事や仕事以外のストレス要因と具体例や不調がみられる部下への対応をしっかり押さえていきましょう。

🐾 メンタルヘルス不調を起こすその他のストレス要因 重要!

（1）仕事のストレス要因

ストレス要因	具体例	
自信を失う体験	• 人事異動（昇進含む）や担当業務の変更により新たな担当業務が思うようにできない①。 • 仕事上の大きな失敗をする。 • 上司から勤務成績を悪く査定される。 • 昇進が遅れたり左遷と考えられる人事異動を命じられる。 • 上司から能力がないといった叱責を繰り返し受ける。	自信を失うような出来事があった直後からうつ病などを発症②
社会的に糾弾される立場に追い込まれる	• 業務遂行に関連する行為によって罪に問われる。 • 社会的に重大な事件や事故の責任を追及される。 • 世間の厳しい批判にさらされる。	うつ病などのメンタルヘルス不調 自殺
孤立無援の状況③	• 単身で海外などの遠隔地で困難な業務を遂行。 • 長期間客先に常駐しひとり④で業務を遂行する。 • 本人の性格や人間関係のトラブルなどから職場で孤立している。 • 容易には相談も援助も求められない状況の中で業務上厳しい事態が生じたとき。	うつ病などのメンタルヘルス不調

①「降格」「昇進が遅れる」も自信を失う体験だよ。

②自殺まではいかないよ。

③在宅勤務などが続き、周囲との連絡が希薄になった状況などでは、孤立感を生じやすいので、まめなコミュニケーションを心掛けようね。

④2人ではなくひとりだよ。

🐾 Point （1）仕事のストレス要因と（2）仕事以外のストレス要因の具体例がよく出題されているので、しっかり覚えておきましょう。管理監督者の部下への対応についても5つのケースの対応がよく出題されています。

（2）仕事以外のストレス要因

ストレス要因	内容	具体例
喪失体験	自分にとって大切なものや慣れ親しんだものを失うという体験。大切なものを失った自覚はないこともある。喪失体験をきっかけに、多く発症するのはうつ病である。	• 引っ越し • 家族の死 • 子供の独立 • 離婚・失恋 • 体力や能力の衰え
悩みの種	「心理的負荷による精神障害の認定基準」で心理的負荷強度が3段階の最も強いとされる出来事。	• 自身の離婚・別居 • 自身の重い病気・ケガ • 家族の死亡・重い病気・ケガ・介護 • 多額の財産の損失 • 親類の誰かで世間的にまずいことをした人が出た
責任の増大	家庭での責任の増大。未熟な男性は、妻が子供に注意を向けることで、子供への嫉妬や寂しさから心身の不調を生じることがある。	• 自身の結婚、出産 • 配偶者の出産 • 新居購入

🐾 管理監督者の部下への対応 重要!

　これまでまとめてきたストレス要因を抱えている部下がいるときは、管理監督者は、注意深く見守りましょう。そして、声をかけて**心身の状態**⑤を確認しましょう。しかし、職場が私生活のささいな変化に逐一声をかけるというのはあまり現実的な対応とはいえませんので、次表のような対応をしていくとよいでしょう。

⑤心だけではなく体のことも確認しよう。ただし、部下のプライベートな問題に立ち入りすぎると問題になるよ。

ケース	対応
①うつ病などのメンタルヘルス不調の発病との関連が認められる可能性の高いストレス要因がある。	ストレス要因は、可能な限り、除外又は軽減する
②①のような仕事のストレス要因を抱えている部下がいる。	• 注意深く様子を観察し、しばしば声をかけて心身の健康状態を確認する。 • 必要に応じて医師などによる健康状態のチェックを受けさせる。
③上記以外の仕事のストレス要因を抱えている部下がいる。	さりげなく心身の状態を尋ねるなど、無理のない範囲で注意を向ける。
④私生活での変化や出来事を体験した部下がいる。	
⑤ストレス要因が認められなくても勤務態度や言動に変化⑥がみられた部下がいる。	必ず声をかけ、心身の状態を確認する。

⑥以前と比べて仕事がはかどらない、真面目な部下が会議中に居眠りするなどがあるよ。

試験問題を解いてみよう！

問題1　第29回（第4問 [3]）

メンタルヘルス不調を起こすストレス要因に関する次の記述のうち、不適切なものを一つ選びなさい。

① 昇進やそれを伴う人事異動でも、自信を失う体験になり得る。

② 孤立無援の状況とは物理的環境のみを指す。

③ リコールなどの社会的批判にさらされる場合、自殺に至る危険性もある。

④ ローンを組む、重い病気の身内を介護するなどは、メンタルヘルス不調の要因になり得る。

解答・解説

①：適切
②：不適切
本人の性格や人間関係のトラブルで職場から孤立している場合もあります。
③：適切
④：適切

解答1 ②

問題2　第26回（第4問 [6]）

部下に起きた出来事と勤務状態、それに対する管理監督者の対応に関する次の組合せのうち、適切なものを一つ選びなさい。

	<出来事>	<勤務状態>	<対応>
①	配偶者と別居した	変化なし	医師による健康状態のチェックを受けさせる
②	月80時間以上の時間外労働が半年続いた	変化なし	無理のない範囲で声をかける
③	特に何もなし	変化あり	必ず声をかけ心身の状態を確認する
④	自社製品の事故の担当となった	変化あり	無理のない範囲で声をかける

解答・解説

①：不適切
さりげなく心身の状態を尋ねるなど無理のない範囲で注意を向けます。
②：不適切
注意深く様子を観察し、しばしば声をかけて心身の健康状態を確認し、必要に応じて医師などによる健康状態のチェックを受けさせます。
③：適切
④：不適切
注意深く様子を観察し、しばしば声をかけて心身の健康状態を確認し、必要に応じて医師などによる健康状態のチェックを受けさせます。

解答2 ③

問題3 第25回（第4問[4]）

次の記述のうち、メンタルヘルス不調を起こすストレス要因となりうるものとして不適切なものを一つ選びなさい。

① 年齢を重ねて体力が低下し、昔のようなスピードで仕事をこなせなくなった。

② 配偶者との別居が決まった。

③ 親類でニュースに載るようなトラブルを起こした人が出た。

④ この3か月間で時間外労働が徐々に減少してきた。

解答・解説

①：適切
②：適切
③：適切
④：不適切
時間外労働の減少はストレス要因になりません。

| 解答3 | ④ |

問題4 第20回（第4問[6]）

仕事以外のストレスに関する次のA～Dの記述のうち、正しいもの（○）と誤っているもの（×）の組み合わせとして、適切なものを一つ選びなさい。

A．喪失体験をきっかけとして、うつ病などのメンタルヘルス不調を発症した場合、喪失の自覚がないことが多い。

B．長時間労働から生じるメンタルヘルス不調で最も多いのは、うつ病である。

C．単身で遠方に出張し、支援を求めにくい状況で困難な業務に従事するような場合、うつ病などのメンタルヘルス不調が発生する可能性がある。（改題）

D．昇進試験に何年も合格せず、同期より昇進が大幅に遅れることで、うつ病になることも有り得る。

① (A) ○　　(B) ×　　(C) ×　　(D) ○

② (A) ×　　(B) ○　　(C) ○　　(D) ×

③ (A) ×　　(B) ○　　(C) ×　　(D) ×

④ (A) ○　　(B) ○　　(C) ○　　(D) ○

解答・解説

A：○
B：○
C：○
D：○

| 解答4 | ④ |

頻出度
★★★

ストレス予防に効果的な5つのストレス予防法をしっかり
押さえていきましょう。

🐾 休養 重要!

　ストレス予防には、十分な「休養」をとることが大切です。十分な休養がとれないと、心身の健康を損ねやすくなり、仕事の効率や質を低下させることにもなります。

休む	心身の疲労をとりエネルギーを充電すること
養う	趣味や楽しみなどを通して豊かで余裕のある心持ちにすること

🐾 睡眠 重要!

　ストレス予防には、「睡眠」も大切です。睡眠不足、睡眠障害①を抱えた状態ですと、作業効率の低下、情緒不安定、行動や判断ミスにつながってしまいます。また、睡眠不足が長期にわたると、交感神経系優位②が持続して疲労が蓄積し、心循環器系への負担を増やしてしまうため、高血圧、糖尿病、心臓病、脳卒中などの生活習慣病やうつ病のリスクを高めてしまいます。

（1）快適な睡眠

光	・眠気を生じさせるホルモンのメラトニンは朝の光を浴びて生成される。 ・身体に分泌されるのは朝に光を浴びてから14～16時間後になる（朝7時に光を浴びる➡21時ごろに眠気が生じる）。 ・毎日同じ時間に起床し、光を浴びて、眠る時間にメラトニンが分泌されるようにする。
体温	・人は眠りに入る過程で体温が約1度低下する。この体温変化の過程で深い眠りに入る。 ・入眠前の体温を高めに保つ（ぬるいお風呂にゆっくりつかる③、夕食で温かい食事をとるなど）。
自律神経系	・副交感神経系が優位になるように、静かで明るすぎないところで過ごすとよい。 ・昼間は活動のために交感神経系が優位になり、夜は休息するよう副交感神経系が優位になる。
寝室環境	・アロマテラピーや音楽などを工夫する。 ・間接照明で暗くしたり、遮光カーテンにする。

①睡眠障害は、2章4で復習しておこう。

②副交感じゃないよ！

③熱いお風呂はよくないんだね。

Point 「メラトニン」は、「セロトニン④」と引っかける問題が出ているので、注意しましょう。また、「交感」「副交感」の入れ替え問題にも気をつけましょう。

④ 2章**2**で出てきたよ！

(2) 健康づくりのための睡眠指針2014

睡眠時間や睡眠パターンは個人差が大きいので8時間睡眠にこだわらないことが大切です。どのくらい寝たかではなく、日中しっかり過ごせるかで評価しましょう。

健康づくりのための睡眠指針では、睡眠のために、次のような具体例を示しています。

---

1. 適度な運動、しっかり朝食、ねむりとめざめのメリハリを。
   - 朝食はからだと心のめざめに重要
   - 就寝前の喫煙やカフェイン摂取を避ける
2. 睡眠による休養感は、こころの健康に重要です。
   - 眠れない、睡眠による休養感がない場合、こころのSOSの場合あり
   - 睡眠による休養感がなく、日中もつらい場合、うつ病の可能性も
3. 年齢や季節に応じて、ひるまの眠気で困らない程度の睡眠を。
   - 必要な睡眠時間は人それぞれ
   - 睡眠時間は加齢で徐々に短縮⑤
4. 良い睡眠のためには環境づくりも重要。
5. 目が覚めたら日光を浴びる。
6. 勤労世代の疲労回復・能率アップに、毎日十分な睡眠を。
   - 日中の眠気が睡眠不足のサイン
   - 睡眠不足が蓄積すると回復に時間がかかる
   - 午後の短い昼寝で眠気をやり過ごし能率改善
7. 眠くなってから寝床に入り、起きる時刻は遅らせない。
   - 眠くなってから寝床に就く、就床時刻にこだわりすぎない
   - 眠りが浅いときはむしろ積極的に遅寝早起きに
8. いつもと違う睡眠には要注意。
   - 睡眠中の激しいいびき・呼吸停止、手足のぴくつき・むずむず感や歯ぎしりは要注意

（出所：厚生労働省「健康づくりのための睡眠指針2014」）

⑤「長くなる」のではないので、気をつけよう。

(3) 交替勤務の対策

交替勤務などで夜間に働き、昼間に眠らなければならないような人は、人間本来の自然なリズムに反しているため、不眠が生じやすくなります。次のような対策をしておくとよいでしょう。

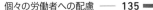

- 夜勤の時間帯はできるだけ職場の照明を明るくする。
- **夜勤シフトに入る2日前からは遅くまで起きているようにし、遅く寝る。**
- 夜勤明け当日の帰宅してすぐの睡眠は2〜3時間にとどめ、明るいうちに起きて活動的に過ごす。
- 夜勤明けの帰宅時に強い光が眼に入らないようにサングラスをする。
- 寝室は雨戸や遮光カーテンを使いできるだけ暗くする。

🐾 運動 重要!

　運動は、心の健康にも大切な役割があり、ストレス解消や気分転換に役立ちます。また、運動はストレス解消だけではなく、**うつ病**などの精神疾患の症状改善に効果があるという研究成果が多く報告されています。**エンドルフィン**[①]などの脳内物質が運動によって増え、症状が改善されるのではないかと考えられています。特に**定期的な運動習慣**は熟眠を促進する効果が認められていますが、寝る前に**強い運動**[②]をすることはかえって逆効果です。

　日ごろから階段を使うようにするなど、少しでも身体を動かすよう工夫しましょう[③]。

🐾 食事

ストレス下では**ビタミンB・C群**の補給が必要になります。

ビタミンB群を多く含む食品	豚肉、乳製品、レバー、納豆
ビタミンC群を多く含む食品	野菜、果物

　ストレスが増えると、飲酒・喫煙量も増えます。そうなると、体内のビタミンCが失われてしまうので、ストレスがかかる状態では、とくに意識的に補うことが大切です。また、ストレスによってホルモン分泌が盛んになると、たんぱく質の代謝を**亢進**させる[④]ので、**たんぱく質**[⑤]を食事で補うことも必要です。また、**カルシウム**、**マグネシウム**は精神安定に効果があります。

①脳内で機能する神経伝達物質で多幸感をもたらすものだよ。

②寝る前の筋トレはよくないんだね。

③散歩などの軽い運動を習慣化しよう。

④抑制じゃないよ。

⑤たんぱく質は、肉類や魚類だよ。

🐾 リラクセーション 重要!

　ストレスを感じた後は、十分リラックスした状態になることが、ストレス予防には大切です。リラクセーションの代表的な方法には、呼吸法、漸進的筋弛緩法⑥、自律訓練法があります。その他、**音楽**、**ヨガ**、**アロマテラピー**も効果的です。共通するポイントは、次の３つです。

> ①楽な姿勢、服装で行う。
> ②静かな環境で行う。
> ③**受動的態度**⑦（身体の状態にそっと目を向ける）。

● **自律訓練法**⑧

　自律神経のバランスをとるトレーニングです。自己暗示の訓練によって不安や緊張を軽減し、筋肉を弛緩させることで、自律神経のバランスを整えます。ストレスに由来する身体症状の治療法として用いられますが、リラクセーション法としても広く利用されています。自律訓練法の標準練習の手順は、次のとおりです。

背景公式（安静練習）	「気持ちが落ち着いている」と暗示⑨
第１公式（重感練習）	「両手両脚が重たい」と暗示
第２公式（温感練習）	「両手両脚が温かい」と暗示
消去動作	消去する動作⑩

　リラクセーション法として、標準練習の部分を取り出して行います。全部行わなくても、**重感練習**と**温感練習**だけでも十分効果があります。

　なお、練習はなるべく静かなところで実施し、練習が終わったら必ず**消去動作**を行います。

　背景公式、重・温感練習中や練習後に不安感やイライラ感があったり、不快感を伴う胸痛や頻脈が出現する場合は練習を中止しましょう。

⑥緊張した筋肉のこわばりを解きほぐすことでリラックスさせることだよ。

⑦能動的じゃないよ。

⑧リラクセーションの中で一番よく出題されているよ。

⑨緊張しているときに、「大丈夫、大丈夫」と自分にいいきかせる自己暗示のようなものだよ。

⑩消去動作には、
• 両手の開閉運動、両肘の屈伸運動を数回行う
• 背伸びをしながら息を吐いて最後に目を開ける方法があるよ。

自律訓練法には次のようなメリット、デメリットがあります。

メリット	講習テキストが容易に入手でき、ビデオなどの研修材料がそろっている点で実施しやすい
デメリット	習得するまでに約1か月かかる

●呼吸法

意識を腹式呼吸に集中させて①〜④を行います。①息を吐く、②ゆっくり息を吸う（4拍）、③ゆっくり息を吐く（8拍）、④最初は3分くらい②と③を繰り返します①。

🐾 マインドフルネス

近年、マインドフルネスへの関心が高まっています。マインドフルネスの技法である瞑想を実践し、体験的に理解することが求められているものです②。

1970年代に米国のJon Kabat-Zinnが慢性疼痛患者を対象としたグループ療法としてマインドフルネスストレス低減法（MBSR）を開発し、心身医学の分野で活用されるようになりました。

再発性うつ病に適用したマインドフルネス認知療法や、アクセプタンス＆コミットメント・セラピーなどの介入法が精神医学や臨床心理学の分野で活用されています。

マインドフルネスでは「今」に注意を向け、否定的な考えを頭の中で反芻（はんすう）しているような状態において、否定的な思考や感情と距離を取り、思考や感情を俯瞰できるようになることを目標にします。マインドフルネスではこのことを瞑想を通じて実践していきます（マインドフルネス瞑想）③。

2つの瞑想技法

集中瞑想	「今、ここ」に注意をとどめるための集中力を育む④
洞察瞑想	今この瞬間に生じている経験に気づくための平静さを育む⑤

①体の力を抜き、お腹を徐々に引っ込めながら、ゆっくり口から息を吐くよ。仰向けで寝た状態で行うと習得しやすく、効果的だ♪。

② Mindfulnessは、日本語では「気づき」とされ、「今、ここ」の現実をあるがままに知覚し、感情や思考にとらわれない意識の持ち方だよ。

③否定的な思考や感情にも冷静に対処し行動できるようになるよ。

④特定の対象に注意をとどめることができるようになるよ！

⑤どんな体験でも穏やかで落ち着いた心の状態でいることのできる平静さを育むよ！

試験問題を解いてみよう！

問題1 第30回（第4問[11]）

リラクセーションに関する次の記述のうち、<u>不適切なもの</u>を一つ選びなさい。

① 呼吸法は、意識を呼吸（腹式呼吸）に集中させて、(1). 息を吐く、(2). ゆっくり息を吸う（4拍数えながら）、(3). ゆっくり息を吐く（8拍数えながら）、(4). (2)と(3)を繰り返し、最初は3分程度続けられることを目標にして、徐々に長くできるように練習する。

② 認知行動療法は、うつ病やパニック障害・強迫性障害・社会不安障害などの不安障害に適用され有効性が報告されているが、不眠には適用されない。

③ 自律訓練法は、ストレスに由来する身体症状の治療法として用いられているが、リラクセーション法としても広く利用されている。

④ 漸進的筋弛緩法は、緊張した筋肉のこわばりを解きほぐすことで心をリラックスさせる方法である。

解答・解説

①：適切
②：不適切
不眠にも適用されます（6章**3**参照）。
③：適切
④：適切

解答1　②

問題2 第25回（第4問[5]）

休養と睡眠に関する次の記述のうち、<u>不適切なもの</u>を一つ選びなさい。

① 「健康づくりのための睡眠指針2014」（厚生労働省）では、8時間睡眠にこだわらないことが大切だとされている。

② 睡眠不足や睡眠障害などの問題があると、作業効率の低下、行動や判断のミスにつながるが、情緒が不安定になることはない。

③ 交替制勤務などで夜間に勤務する場合は、職場の照明を明るくするよう心がける。

④ 休養は心身の疲労をとりエネルギーを充電することであり、趣味や楽しみなどを通して豊かで余裕のある心持ちにすることも含まれる。（改題）

解答・解説

①：適切
②：不適切
情緒も不安定になります。
③：適切
④：適切

解答1　②

ストレスへの対処、軽減方法に関する次のA〜Dの記述のうち、正しいもの（○）と誤っているもの（×）の組合せとして、適切なものを一つ選びなさい。

A．ストレスが高くなるとビタミンB・C群が消費されるので、ビタミンBを含む豚肉や乳製品、ビタミンCを含む野菜や果物を補給する。

B．運動は、ストレス解消や気分転換に役立つが、うつ病などの精神疾患の症状改善には効果がない。

C．リラクセーションの代表的な方法として呼吸法、漸進的筋弛緩法、自律訓練法などがある。

D．良い睡眠のためには、不快な音や光を防ぐ環境づくり、寝具の工夫をする。

① (A) ×　(B) ○　(C) ×　(D) ×
② (A) ○　(B) ○　(C) ×　(D) ○
③ (A) ×　(B) ○　(C) ○　(D) ○
④ (A) ○　(B) ×　(C) ○　(D) ○

A：○
B：×
うつ病などの精神疾患の症状改善に効果があるという研究成果が多く報告されています。
C：○
D：○

解答3　④

睡眠に関する次のA〜Dの記述のうち、正しいもの（○）と誤っているもの（×）の組合せとして、適切なものを一つ選びなさい。

A．眠りと目覚めのメリハリをつけるためには、朝食をとることや、就床前の喫煙やカフェイン摂取を避けることが重要である。

B．睡眠中に、手足のぴくつき・むずむず感などがあっても、眠れるようであれば特に注意する必要はない。

C．年齢を重ねると睡眠時間は長くなる傾向がある。

D．睡眠不足が蓄積すると、回復に時間がかかる。

① (A) ×　(B) ○　(C) ×　(D) ○
② (A) ○　(B) ×　(C) ×　(D) ○
③ (A) ×　(B) ○　(C) ○　(D) ×
④ (A) ○　(B) ×　(C) ○　(D) ×

A：○
B：×
このような場合は要注意です。
C：×
「短縮」傾向があります。
D：○

解答4　②

4 過重労働の防止

過重労働による心身への影響や予防のポイントを押さえて
いきましょう。

🐾 過重労働がメンタルヘルスに与える影響

長時間労働が続くと、睡眠不足になっていることも多く、
心身の疲労もたまり、**ストレスへの対処能力も低下していっ**
てしまいます①。 重要!

（1）精神障害の労災認定の基準に関する専門検討会の見解

報告書では、「極度の長時間労働、例えば数週間にわたる
生理的に必要な最小限度の睡眠時間を確保できないほどの長
時間労働は、心身の極度の疲弊、消耗を来し、うつ病等の原
因となる」とされています。

「心身の極度の疲弊、消耗を来し、うつ病等の原因とな
る」に該当するものと考えられるものとして、次のものがあ
げられています。

> • 発病直前の**1か月**におおむね**160**時間②を超えるよう
> な時間外労働を行っている場合
> • 発病直前の**3週間**におおむね**120**時間以上の時間外
> 労働を行っている場合

（2）心理的負荷による精神障害の認定基準について

「長時間労働が続く中で発生した出来事の心理的負荷はよ
り強くなることから、出来事自体の心理的負荷と恒常的な長
時間労働（月100時間程度の時間外労働）を関連させて総
合評価を行う」としています。

①厚生労働省によ
ると、1カ月の時
間外・休日労働時
間が45時間以内
であれば、健康障
害のリスクが低
く、1カ月で100
時間超、または2
～6カ月の平均で
月80時間を超え
る過重労働で、健
康障害のリスクが
非常に高くなると
されているよ！

②100時間じゃ
ないよ。

- 評価期間は、発病前の **6か月間**
- 心理的負荷が「**中**」の出来事の後に恒常的な長時間労働があれば「**強**」の評価になる。

　近年は、職場ストレスとしてハラスメントも増加しており、2020年6月にはパワーハラスメントの定義が法律上規定されました①。そして、「業務による心理的負荷評価表」の中にも「パワーハラスメント」の項目が加わりました。

（3）過労死等の労災補償状況

　精神障害の労災補償の請求件数は年々増加しています②。

- 精神障害の**労災請求**が1,000件を超えたのは **2009**年
- 自殺の**労災認定**が50件を超えたのは **2006**年

　精神障害による自殺の取扱いについて、過重労働が背景にあると思われる自殺は、故意ではなく労働災害性が成立します。

🐾 衛生委員会、地域窓口の活用③

衛生委員会（安全衛生委員会）	常時50人以上の労働者を使用している事業場に設置されている。
	・過重労働の抑制とメンタルヘルス不調等の健康対策を行ううえで、事業者が意志をもって対策を進める姿勢を全労働者に伝えることはとても重要となる。その現実的な対策を計画的に進め、目的を達成するために職場の安全衛生問題を把握し、総合的解決をするため現場において最も活動的な組織である。 ・前月の部門別時間外労働時間や、医師による面接指導の結果等の報告を行う。 ・個人情報の取り扱い問題がある場合は、プライバシー保護の観点から情報は産業医④を中心として管理するルールを取り決める。
地域窓口（通称・地域産業保健センター）	常時50人未満の労働者を使用している事業場が活用している。
	・全国の労働基準監督署単位で設置され、労働者の健康管理に関する相談等に応じる産業保健総合支援センターの地域窓口 ・医師による面接指導のサービスを行う⑤。

①パワーハラスメントは、1章⑥で復習しておこう。

②精神障害等に係る労災請求件数は増加傾向ではあるものの、認定件数は高止まり状態、「自殺」に関する請求件数は増加傾向になく、認定件数はむしろ減少傾向だよ。

③大規模事業場と小規模事業場の違いを押さえよう。

④「人事労務管理スタッフ」じゃないよ。

⑤「産業医」のいない会社も安心だね。

過重労働とライフスタイル

（1）過重労働による生活習慣の悪化 重要!

| 時間外労働が月45時間を超える長時間労働 | 発症リスクの上昇 |

↓

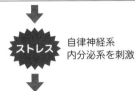

ストレス　自律神経系
内分泌系を刺激

↓

| 交感神経系の活性化 | 健康安定の危機（ホメオスターシスへの危険）になり、交感神経が活性化 |

↓

| アドレナリン、ノルアドレナリンの分泌が高まる | 血圧、血中脂質、血糖値が上昇 |

↓

| 高血圧症、脂質異常症、糖尿病、心筋梗塞、脳梗塞 |

> Point　「交感神経系」は、「副交感神経系」との引っかけに注意しましょう。また、アドレナリン、ノルアドレナリンの分泌が「低下する」との引っかけに注意しましょう。

　「長時間労働」が続くと、十分な睡眠時間を確保できなくなり、これが続くと疲労はなかなか回復せず、体力は低下していきます。さらに、自律神経系が不安定な状態になり、次のような症状を引き起こします⑥。

- 自律神経失調状態（微熱、頭痛、肩こり、生理不順、動悸や消化器症状、不定愁訴⑦）
- **メンタルヘルス不調**（気分の不調感、気分の抑うつ、不安感やイライラ感）

　メンタルヘルス不調により、生活習慣が乱れ、不健康な生活（**喫煙の増加**、**飲酒の増加**、**食行動の変化**、**運動不足**）になりがちです。

⑥体と心に不調が現れるんだね。

⑦頭が重い、イライラするなどの自覚症状があるが、検査をしても病気が見つからないことだよ。

（2）メタボリックシンドローム

　職場で「メタボリックシンドローム（メタボ）」改善のために、動脈硬化抑制を目的として、健康情報提供や保健指導を実施することは、とても大切です。医学的なメタボリックシンドロームの診断基準①は、次のとおりです。

①男性、女性別に数字をしっかり押さえてね。

必須項目	選択項目		
内臓脂肪蓄積	①血清脂質異常	②血圧高値	③高血糖
ウエスト周囲径 男性85cm以上 女性90cm以上 内臓脂肪面積 男女とも 100cm^{2}以上	高トリグリセリド血症 150mg/dL以上	収縮期 （最大）血圧 130mmHg以上	空腹時高血糖 110mg/dL以上
	かつ/または	かつ/または	
	低HDLコレステロール血症 40mg/dL未満	拡張期 （最小）血圧 85mmHg以上	

①〜③のうち2項目以上該当

　厚生労働省による「定期健康診断実施結果」によると、ほぼすべての項目において毎年有所見率が**増加**しています②。とくに、脳心臓疾患の発症を高めるような項目群（**体重、血圧、血糖、脂質異常、心電図、喫煙習慣等**）に関する有所見者の増加には注意しなければなりません。これらの項目に所見をもつ労働者には、メタボリックシンドロームに注目した保健指導を徹底し、治療が必要な労働者には医療受診への誘導など、個人の状況に合わせたきめ細かな指導が大切です。

②職場のストレスで、過食傾向→肥満→メタボ、となる労働者もいるよ。

（3）特定健診・特定保健指導

①　特定健診・特定保健指導とは③

対象	40歳〜74歳の医療保険加入者（被保険者・被扶養者）
ターゲット	メタボリックシンドローム該当者とその予備軍
ゴール	生活習慣を改善し、メタボリックシンドローム該当者を減らして生活習慣病への罹患を抑制

　有所見者を「動機付け支援」と「積極的支援」に分け、保健指導サービスを提供します。特に所見のない方は「情報提供レベル」になります。

③特定健診は特定保健指導の対象者（ターゲット）を絞り込むためのスクリーニング作業だよ。

② 事業者健診と保険者健診

• 事業者が行う定期健診

労働者の健康を維持管理し、適正管理するためのもので、安全配慮義務を履行する一環として事業者に義務づけられているものです。

目 的	①労働者ごとに個別の健康影響を検討 ②就業の適正を判定 ③作業関連疾患を防止

• 健康診断結果に基づき事業者が講ずべき措置に関する指針

保健指導の実施について、事業者は一般健康診断の結果、特に健康の保持に努める必要があると認める労働者に対して、医師又は保健師による保健指導を受けさせるよう努めなければならないとされています④⑤。

③ メタボリックシンドロームの予防

メタボリックシンドロームを形成して病態を促進させるのは、**内臓脂肪**⑥の蓄積が原因ですので、根本的な予防対策は、肥満の予防、肥満の改善になります。

そこで、メタボリックシンドロームの予防や高血圧予防のための生活習慣があります。

メタボリックシンドロームの4つの予防

定期健康診断	• 毎回受診してウエスト周囲径、血圧、血中脂質、血糖値をチェックすること。
食事	• 規則正しい食事の時間、腹八分目にして食べすぎない、よく噛む（1口30回）、睡眠前の食事は控える、夜食はできるだけ避け、消化のいいものに工夫。 • 日本人の食文化（米主食、豊富な野菜を含む様々な種類のおかずを食べる食生活）は低脂肪、高食物繊維、低カロリー⑦なので、予防におすすめ。体重を徐々に減少させ、動脈硬化の速度を遅らせる。
運動	• 定期的に軽い有酸素運動（ウォーキング、ジョギング、水泳、サイクリング）を行う。 • 気分転換になり、ストレス対処としても効果あり。
喫煙	• 禁煙⑧する。

④指針では、①必要に応じ日常生活面での指導、②健康管理に関する情報の提供、③健康診断に基づく再検査又は精密検査、④治療のための受診の勧奨等、⑤健康保険組合その他の健康増進事業実施者等との連携を図るとされているよ。

⑤深夜業に従事する労働者には、睡眠指導や食生活指導等を一層重視した保健指導を行うよう努めよう。

⑥「内臓脂肪」だよ。「皮下」脂肪じゃないよ。

⑦「低」「高」の入れ替えに気を付けてね。

⑧減らすのではなく、禁煙に取り組もう！

高血圧予防のための6つの生活習慣

減塩	食塩摂取量6g/日未満
肥満の予防や改善	体格指数（BMI）[*1] 25.0kg/㎡未満
節酒	アルコール量で男性20〜30ml/日以下[*2]、女性10〜20ml/日以下
運動	毎日30分以上または週180分以上の運動
食事パターン	野菜や果物[*3]、多価不飽和脂肪酸[*4]を積極的に摂取、飽和脂肪酸・コレステロールを避ける
禁煙	喫煙のほか間接喫煙（受動喫煙）も避ける
その他	防寒、情動ストレスのコントロール

＊1　体格指数：体重(kg)÷〔身長(m)〕^{2}で算出
＊2　おおよそ日本酒1合、ビール中瓶1本、焼酎半合、ウイスキー・ブランデーはダブルで1杯、ワインは2杯
＊3　肥満者や糖尿病患者では果物の過剰摂取に注意。野菜や果物の摂取については腎障害のある患者では医師に相談が必要
＊4　多価不飽和脂肪酸は魚などに多く含まれる

試験問題を解いてみよう！

問題1 第25回（第4問［3］）

過重労働とライフスタイルに関する次の記述のうち、<u>不適切なもの</u>を一つ選びなさい。

① メンタルヘルスの不調は、人の行動に影響するので、生活習慣が変化して不健康な生活になりがちである。

② 脳・心臓疾患のリスクである動脈硬化の進行を抑制するために、メタボリックシンドロームという概念に基づき、健康情報の提供や保健指導を実施することは意義がある。

③ 全国の労働者の健康診断結果では、ほぼ全ての健診項目において、毎年有所見率が増加している。

④ 長時間労働は生体にとっては健康安定の危機（ホメオスターシスへの危険）を感じさせるものであり、それへ対抗するために副交感神経が活性化される。

解答・解説

①：適切
②：適切
③：適切
④：不適切
「交感」神経です。

解答1	④

問題2 予想問題

次の記述のうち、不適切なものを一つ選びなさい。

① 長時間労働が続くと、睡眠不足や心身の疲労により ストレス対処能力は低下し、自律神経失調症やメンタ ルヘルス不調の症状を引き起こす。

② 時間外労働が月45時間を超える長時間労働によ り、交感神経系が活性化されてアドレナリンやノルア ドレナリンの分泌が高まり、血圧や血糖値が上昇する。

③ 精神障害による自殺について、過重労働が背景にあ る自殺は、故意ではなく労働災害性が成立する。

④ 衛生委員会は、常時50人以上の労働者を使用してい る事業所に設置され、前月の部門別時間外労働時間や 医師による面接指導結果などの報告、プライバシー保 護の観点から個人情報は人事労務管理スタッフを中心 として管理するルールを取り決めておくなど、過重労 働防止対策を進めるにあたり最も活動的な組織である。

解答・解説

①：適切
②：適切
③：適切
④：不適切
「人事労務管理ス タッフ」ではなく 「産業医」です。

| 解答2 | ④ |

問題3 第29回（第4問[8]）

特定健診・特定保健指導に関する次のA～Dの記述のう ち、正しいもの（○）と誤っているもの（×）の組合せと して、適切なものを一つ選びなさい。

A．35歳から74歳の医療保険加入者（被保険者・被扶 養者）を対象としている。

B．特定保健指導の対象者はメタボリックシンドローム 該当者もしくは予備群である。

C．ゴールは、特定保健指導の対象者に対して特定保健 指導を実施することで生活習慣を改善させ、将来的に 生活習慣病への罹患を抑制することである。

D．特定健診は特定保健指導の対象者を絞り込むための スクリーニング作業である。

① (A) ×　(B) ○　(C) ×　(D) ×
② (A) ○　(B) ×　(C) ×　(D) ○
③ (A) ○　(B) ×　(C) ○　(D) ×
④ (A) ×　(B) ○　(C) ○　(D) ○

解答・解説

A：×
「35歳」からではな く「40歳」からで す。
B：○
C：○
D：○

| 解答3 | ④ |

🐾 ストレス対処行動（コーピング） 重要!

　ストレス反応の発生を抑えたり、反応の程度を低減したり
するための行動を**コーピング**といいます。コーピングには、
身体の活動を伴うものと、思考としての精神作業の２種が含
まれます。コーピングの１つである**リラクセーション**は、ス
トレス反応の１つである情動①の興奮を下げるコーピングに
なります。

　コーピングは、次のように大きく２つに分けることができ
ます②。一般的には**問題解決**をする問題焦点型が好ましいで
すが、私たちは２つのコーピングを適宜選択しています。

①怒り、恐れ、喜
び、悲しみ等の比
較的急速に引き起
こされた一時的で
急激な感情の動き
のことだよ。

コーピング	内容	具体例
問題焦点型コーピング	ストレッサーを取り除くことを目的とする。	友達と喧嘩をしたとき自分から謝って解決する。
情動焦点型コーピング	ストレッサーにより引き起こされた怒りや不安などの情緒不安定を低減させる。	友達と喧嘩をしたら、お酒を飲んだりして気を紛らわす。

 Point　事例を思い浮かべながらどちらのコーピングになるの
か考える練習をしよう。

②２つのコーピン
グをしっかり押さ
えよう。

🐾 コーピングのスキルの向上③

　コーピングのスキルを高めるには、個人のストレスへの関
心度やストレス低減のための努力度の違いによって指導のア
プローチを変えなければなりません。

　自分のメンタルヘルスやストレスに関心がない場合は、メ
ンタルヘルスやストレスの弊害についての関心をいかに高め
るかがポイントになります。

③ストレッサーは
解決されるべき課
題であり、コーピ
ングはその課題を
解決するための行
動だよ。

　コーピングについての利点を数多く伝えて練習できる機会をもち、メンタルヘルスに関する講演会や個人面接を積極的に行うようにしましょう。

🐾 ストレスの発生に対応した対処

　コーピングは、刺激の発生から身体的興奮までの一連の流れのどこかに「くさび」を打ち、ストレスの流れを中断するように働く役割を担っています。次の図は、ストレスの発生に対応した対処の種類を表したものです。

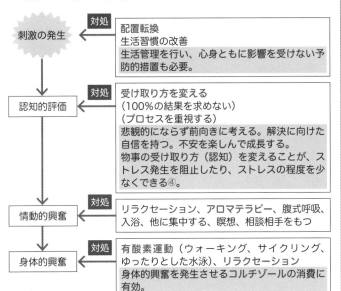

（出所：公式テキストP.194）

④認知的評価の具体例は、次のようなものがあるよ。
新プロジェクトのプレゼンをする場合

失敗したらどうしよう	ストレッサー強
新体験を楽しもう	ストレッサー弱

 Point　どの段階のストレスに対する対処法なのかが大事だよ。ストレス発生の流れと対処法を理解していこう。

試験問題を解いてみよう！

問題1 第24回（第4問［7］）

ストレスへの対処に関する次の記述のうち、不適切なものを一つ選びなさい。（改題）

① ストレスに対処するための行動をコーピングという。
② 物事の受け取り方（認知）を変えることで、ストレス発生を阻止したり、ストレスの程度を少なくすることはできない。
③ ストレスを受けて分泌されたコルチゾールを消費するためは、有酸素運動が効果的である。
④ ストレスへの対処に有効な有酸素運動には、ウォーキング、サイクリング、ゆったりとした水泳などが挙げられる。

解答・解説

①：適切
②：不適切
ストレス発生を阻止し、ストレスの程度を少なくすることはできます。
③：適切
④：適切

解答1　②

問題2 第30回（第4問［10］）

コーピングに関する次のA～Dの記述のうち、正しいもの（○）と誤っているもの（×）の組合せとして、適切なものを一つ選びなさい。

A．コーピングは、ストレス反応の程度の低減等を目的とした行動である。
B．リラクセーションはコーピングには含まれない。
C．友達とけんかをしてギスギスした関係になったときに、自分から謝って以前のような良好な関係を取り戻そうとする行動は、情動焦点型コーピングである。
D．コーピングは、刺激の発生から身体的興奮までの一連の流れのどこかに「くさび」を打ち、ストレスの流れを中断するように働く役割を担っている。

① (A) ×　(B) ○　(C) ○　(D) ○
② (A) ×　(B) ×　(C) ○　(D) ×
③ (A) ○　(B) ○　(C) ×　(D) ○
④ (A) ○　(B) ×　(C) ×　(D) ○

解答・解説

A：○
B：×
リラクセーションもコーピングに含まれます。
C：×
「情動」ではなく「問題」焦点型です。
D：○

解答2　④

6 職場によるサポート

ソーシャルサポートの種類や労働者の状況に応じたサポートをするときのポイントを押さえましょう。

🐾 職場によるサポートの内容

（1）ソーシャルサポート①源

周囲からのサポートを**ソーシャルサポート**といい、一般的に、ソーシャルサポート源は、**配偶者（恋人）**、**家族**、**友人**、**医師**や**看護師**などの健康管理のプロの順②に重要です。仕事上のストレスへの対応では、**上司**や**同僚**のサポートが配偶者たちより重要です。ソーシャルサポートは、ストレス低減に直接的な効果を及ぼしたり、対処行動の効果を強めるので、ストレス予防では、とても重要です。

①社会的支援のことだよ。

②重要になる順番もしっかり覚えよう。

（2）職場におけるサポートの目的

①社員のメンタルヘルスを維持して組織の利益を確保。
②メンタルヘルスの向上を支援し、仕事を通し個人が自己実現に向かえるよう働きかける。

（3）ソーシャルサポートの種類 重要!

ソーシャルサポートは、次の4種に分けることができます③。

③事務分野は「道具的サポート」、営業分野は「情報的サポート」だよ

種類	方法と効果	具体例
情緒的サポート	共感的な対応でやる気を起こさせ情緒的に安定させる。	傾聴する、うなずく、励ます、慰める。
情報的サポート	間接的サポート。問題解決に役立つ情報を与える。	相手が知りたいことを理解し必要な知識を与える、専門家④を紹介する。
道具的サポート	直接的サポート。実際に手助けする。	金銭的サポートをする。
評価的サポート	仕事ぶりや業績を適切に評価する。	努力を評価する、ほめる、処理できた仕事をフィードバックする、適切な人事考査。

④医療上、業務上必要な専門家を紹介するよ。

サポートする立場にある人は、情緒的サポートをしつつ、情報的や道具的サポートを提供し、その過程や結果において評価的サポートに努めることが必要です①。

ソーシャルサポートは個人が努力している中で、その努力により効果を発揮できるようにする支えであり、個人がメンタルヘルスを自律的に管理できるようにするためのバックアップである点を注意しておきましょう。また、サポートは、一方的なもの②ではないので気をつけましょう。

🐾 労働者の適性に合わせたサポート

サポートは、やみくもに行うのではなく、職場への適応状態、個人の様子から、次のように行っていきましょう。

事例			サポート
現状への適応状態	良好	仕事の適性あり	・絶好調に見える人でも無理をしていないか見直す。 ・連日終業や帰宅時間が遅くないか、自分のペースで物事を運びすぎて周りから孤立していないか、同僚との会話が少なくないかといったことに注意する。 ・頑張ることへの評価的サポートと、仕事を分担する実体的なサポートを考える。 ・過剰適応者③には励ましばかりを与えることは逆効果になる場合がある④。
	問題はない	最近元気がない	・一時的な状態であればよいが、1週間以上続くようであれば要注意。 ・情緒的サポートを与え、安心できる状況を確保する。
		俊敏な反応が減少	・仕事のペースを落とすことの必要性を情報として与える。

「Selye の汎適応症候群」は、新たな刺激に対して身体生理は適応へと向かって一時はがんばって適応状態を保てるが、その状態が長く続くと疲弊して死に至るというものです。

①包括的なサポートだね！

②サポートされる人が他の人のサポートとなり、2人がお互いにサポートしあう「双方向」のサポートシステムが多くあるよ。

③心も体も無理をしてまで行動してしまう人だよ。十分がんばっている長時間労働者に「がんばれ」は言っちゃダメだよ。

④がんばりを評価するのは大切だけど、評価されることが強化因子になり、調子が悪くてもがんばる人もいるので注意しよう！

試験問題を解いてみよう！

問題1 第26回（第4問[8]）

職場によるサポートなどに関する次の記述のうち、不適切なものを一つ選びなさい。（改題）

① 個人のストレスを緩和するための周囲からのサポートをソーシャルサポートという。

② 一般的にソーシャルサポート源は、配偶者（恋人）、医師や看護師などの健康管理の専門家、家族、友人の順に重要とされている。

③ ソーシャルサポートは、情緒的サポート、情報的サポート、道具的サポート、評価的サポートの4種類にまとめることができる。（改題）

④ 部下への指示や仕事への褒め言葉あるいは慰めなども、ソーシャルサポートになる。

解答・解説

①：適切
②：不適切
配偶者（恋人）、家族、友人、医師や看護師などの健康管理のプロの順になります。
③：適切
④：適切

| 解答1 | ② |

問題2 予想問題

労働者の適性に合わせた職場によるサポートなどに関する記述のうち、不適切なものを一つ選びなさい。

① 職場におけるサポートの目的は、社員のメンタルヘルスを維持して組織の利益を確保する、メンタルヘルスへの向上を支援し、仕事を通し個人が自己実現に向かえるように働きかけることである。

② Selyeの汎適応症候群は、新たな刺激に対して身体生理は適応へと向かい、一時は適応状態を保つことができるが、その状態が長く続くと最後は疲弊して死に至る、というものである。

③ 労働者の頑張りを評価することは重要だが、それが強化因子となり、無理をして頑張ろうとする労働者もいるので注意が必要である。また、過剰適応者に励ましばかり与えると逆効果になる場合もある。

④ 職場適応に関する大きな問題はないものの、2週間以上元気がない状態が続くようであれば要注意である。

解答・解説

①：適切
②：適切
③：適切
④：不適切
「2週間」ではなく「1週間」です。

| 解答2 | ④ |

プライバシーへの配慮

健康情報の適正な取扱い指針やプライバシー配慮における
注意点はしっかり押さえましょう。

🐾 プライバシーへの配慮

（1）メンタルヘルスに関する健康情報とプライバシーへの配慮

健康診断結果、病歴といった労働者の健康情報は、個人情
報の中でもセンシティブな情報ですので、厳格に保護される
べきです。特に、メンタルヘルスに関する情報は、慎重に取
り扱わなければなりません①。

職場でメンタルヘルスケアを進める場合は、労働者の「**プ
ライバシーの保護**」「**労働者の意思の尊重**」に留意しましょ
う。

①客観的な評価が
難しく、誤解や偏
見等が起きやすい
からだよ。

（2）プライバシーへの配慮を要請される関係者 重要！

- 事業者
- 管理監督者
- 事業場内産業保健スタッフ（産業医等、衛生管理者
  等、保健師等の産業保健スタッフ、人事労務管理ス
  タッフ、心の健康づくり専門スタッフ）
- 事業場内の同僚労働者

🐾 個人情報保護法と安全配慮義務

（1）安全配慮義務

②労働基準法じゃ
ないよ。

事業者には労働者に対して安全配慮義務があり、**労働契約
法5条**②（1章**4**参照）に定められているものです。労働安
全衛生関係法令においては、事業者の講ずべき措置が具体的
に定められており、これは当然遵守しなければなりません。

労働契約法では、具体的措置を規定しているわけではありませんが、労働者の職種、労務内容、労務提供場所などの具体的な状況に応じて、必要な配慮をすることが求められています。

（2）守秘義務 （重要!）

　産業医をはじめとする産業保健スタッフには守秘義務があり、次のような法律によって定められています。規定の適用がない者も、勝手に他人のプライバシー情報を第三者に教えてしまうと、民法709条でプライバシーを侵害された者から損害賠償責任を追及される可能性があります。

実施者	守秘義務が規定されている法律
医師	刑法134条1項③④
保健師・看護師	保健師助産師看護師法42条の2、44条の3④
健康診断の事務担当者	労働安全衛生法105条
これらの規定の適用がない者	民法709条

健康情報の適切な取扱い指針 （重要!）

　2019年4月1日に、「労働者の心身の状態に関する情報の適正な取扱いのために事業者が講ずべき措置に関する指針」が労働安全衛生法に基づいて公表されました。

指針の目的
①労働者が雇用管理において自身にとって不利益な取扱いを受けるという不安を抱くことなく、安心して産業医等による健康相談等を受けられるようにする
②事業者が必要な心身の状態の情報を収集して、労働者の健康確保措置を十全に行えるようにする

- 事業者が、事業場における心身の状態の情報の適正な取扱いのための規定を策定⑤するに当たっては、衛生委員会等を活用して労使関与の下で検討し、策定したものを労働者と共有⑥することが必要である。
- 取扱規程では、健康情報等を取り扱う者およびその権限ならびに取り扱う健康情報等の範囲を、あらかじめ定め

③医師法じゃないよ。

④罰則があるよ。

⑤策定の際には、「事業場における労働者の健康情報等の取扱規程を策定するための手引き」を参照するよ。

⑥就業規則その他の社内規程等により定め、当該文書を常時作業場の見やすい場所に掲示し、又は備え付ける、イントラネットに掲載を行う等の方法により周知するよ。

ておく必要があり、特に法令上、守秘義務が課されていない健康情報取扱者は、取扱規程の中で守秘義務について取り決めることが望ましいとされている。

- 産業保健専門職（産業医、保健師等）から非医療職に健康情報を提供する際は本人の同意を得て、偏見や誤解を生じないように情報を**加工する**[1]ことが望ましいとされている。

🐾 事例（どのように両立させるか）

実際の産業保健活動では顧客や同僚など第三者の安全と健康の確保が、労働者の期待するプライバシーの確保より優先される場合があります[2]。

労働者本人に説明し同意を得るよう努力したうえで、なお本人の同意が得られない場合は、「**重要性・緊急性**」と「**プライバシーの保護**」のバランスを考慮して、必要最低限の情報を必要最低限の関係者に提供して相談します。

🐾 プライバシー配慮における注意点[3]

（1）情報の収集と労働者の同意

個人情報保護法15条1項では、「個人情報取扱事業者は、個人情報を取り扱うに当たっては、その利用の目的をできる限り特定しなければならない」とされています。また、健康情報などの個人情報を収集する際には就業上の配慮を適切に行い、事業者の**安全配慮義務**を果たすため用いることなど、はっきりとした目的が必要です。

原則	労働者本人の同意を得る。
例外	労働者が職場復帰を希望する際に、主治医からの診断書だけでは職場復帰の可否や就業上の措置の判断が困難なことがあるため、判例[4]では、事業者は労働者に対して、産業医や企業の指定する専門医などの診断や意見聴取を求めるように指示することができるとされている。

①加工とはわかりやすくすることだよ。

②例えば、電車の運転士が睡眠時無呼吸症候群で運転中に眠ってしまう場合などだね。

③(1)〜(5)の5つの注意点があるよ。

④法律で定められているんじゃないよ。

（2）情報の集約・整理

医療職[5]が いる場合	国際的なガイドライン[6]によると、医療職が責任をもって個人情報を一元管理し、必要に応じて加工して提供することが理想とされている。
医療職が いない場合	衛生管理者などを健康情報を取り扱う者として限定し、守秘義務を課す規定を就業規則や健康情報等に関する取扱規程などに定める。

（3）情報の漏洩などの防止

　健康情報が漏洩した場合は、様々なトラブルが生じることから、事業者は物理的、技術的、人的、組織的に厳格な安全管理措置を講じなければならず、徹底するには教育や研修を行う必要があります[7]。

（4）法令・指針などの遵守

　プライバシーの保護に関しては個人情報保護法や関連する法令・指針などの趣旨や内容を十分に理解し、遵守する必要があります。

（5）プライバシーマーク制度

　プライバシーマーク制度は、一般財団法人日本情報経済社会推進協会（JIPDEC）が認定する制度です。プライバシーマークの認定を受けた付与事業者は、法律への適合性はもちろんのこと、自主的により高い保護レベルの個人情報保護マネジメントシステムを確立し、運用していることになります[8]。

⑤産業医や保健師のことだよ。

⑥「ガイドライン」だよ。法律に記載されているわけではないよ。

⑦健康情報等が記載されたメールの転送をするときは、宛先を間違えて送信しないように送信前に宛名を確認、添付ファイルは暗号化してパスワードは別手段で伝える、パスワード対策済みのWi-Fiを使う、周囲に家族や同僚がいないか確認するという対応が必要だよ。

⑧プライバシーマークのある会社は、より高度かつ適切な管理を行っているということだね。

試験問題を解いてみよう！

問題1 第24回（第4問[5]）

労働者のプライバシーへの配慮に関する次の記述のうち、適切なものを一つ選びなさい。

① 労働者のプライバシーへの配慮を要請される関係者には産業医、衛生管理者、保健師などの産業保健スタッフや人事労務管理スタッフ、心の健康づくり専門スタッフが含まれるが、事業場内の同僚労働者は含まれない。

② 事業場内でメンタルヘルスケアを進めるにあたっては、労働者のプライバシーの保護や労働者の意思の尊重に留意することが重要である。

③ 健康情報を加工して提供することは、誤解が生じる可能性があるため加工しないことが望ましい。

④ 医療職や衛生管理者が健康情報を管理するにあたっては、刑法と保健師助産師看護師法において厳格に守秘義務が定められている。

解答・解説

①：不適切
事業場内の同僚労働者も含まれます。
②：適切
③：不適切
誤解や偏見を生じさせないために情報を加工するのが望ましいです。
④：不適切
医師は「刑法」、保健師・看護師は「保健師助産師看護師法」、事務担当者は「労働安全衛生法」、これらの適用がない人は「民法」で定められています。

解答1 ②

問題2 予想問題

労働者のプライバシーへの配慮に関する次の記述のうち、不適切なものを一つ選びなさい。

① 病歴といった労働者の健康情報は厳格に保護され、特にメンタルヘルスに関する情報は、慎重に取り扱わなければならない。

② 健康情報などの個人情報を収集する際には、就業上の配慮を適切に行う必要はあるが、事業者の安全配慮義務を果たすために用いるなどの明確な目的までは不要である。

③ 個人情報取扱事業者は、個人情報を取り扱う場合は、利用目的をできる限り特定しなければならない。

解答・解説

①：適切
②：不適切
明確な目的は必要です。
③：適切
④：適切

解答2 ②

④ 「プライバシーマーク制度」とは、一般財団法人日本情報経済社会推進協会（JIPDEC）が認定する制度で、認定を受けた事業者は、自主的により高い保護レベルの個人情報保護マネジメントシステムを確立し、運用していることになる。

問題3 **第30回（第4問[7]）**

労働者のメンタルヘルス情報に関する次の記述のうち、不適切なものを一つ選びなさい。

① 健康情報を収集する際には、就業上の配慮を適切に行い、事業者の安全配慮義務を果たすために用いるなど限られた目的であったとしても、原則として労働者本人の同意を得なければならない。

② 事業場内に医療職がいる場合には、医療職が健康情報を一元管理するとともに、必要に応じて加工して提供することが望ましく、医療職がいない場合には、たとえ衛生管理者がいても衛生管理者に健康情報の管理を委ねることはできない。

③ 事業者は、情報漏えい防止のために物理的、技術的、人的、組織的に厳格な安全管理措置を講じなければならず、それを徹底するために教育や研修を行う必要がある。

④ 「労働者の心身の状態に関する情報の適正な取扱いのために事業者が講ずべき措置に関する指針」（厚生労働省、2019年4月1日適用）が、労働安全衛生法に基づいて公表されている。

解答・解説

① ：適切
② ：不適切
取扱規程などに定め、衛生管理者に委ねることができます。
③ ：適切
④ ：適切

解答3	②

管理監督者自身の メンタルヘルスケア

管理監督者のストレスを理解し、効果的なセルフケアの方法を見ていきましょう。

🐾 管理監督者のストレス

（1）管理監督者にみられるストレス

① 労働者の心の健康の保持増進のための指針

指針では、「セルフケア」「ラインによるケア」「事業場内産業保健スタッフ等によるケア」「事業場外資源によるケア」の「4つのケア」が示されています。管理監督者の役割は「**ラインによるケア**」です。職場のメンタルヘルス対策の中でも、管理監督者の役割は重要です。

管理監督者自身のストレスへの対応として、**事業者**は、管理監督者も**セルフケア**の対象者として含めるよう求められています。**事業場内産業保健スタッフ**等は、管理監督者に対する相談対応、メンタルヘルスケアについても留意する必要があるとしています。

② 管理監督者にみられる心の病気

昇進うつ病①	部下を指導しなければならない、責任が重くなる、中間管理職では上司と部下との間で板ばさみになってしまうなどのストレスによるもの
名ばかり管理職	十分な権限も裁量もないにもかかわらず、管理職として扱われ、残業手当も支給されないまま過酷な長時間労働を強いられる管理職

また、新しい働き方（在宅勤務・リモートワーク）が導入されると、タイミングよく業務指示や指導、チームビルディングができないことに不安を抱くこともあります。

①昇進という周りからみれば喜ばしいと思えることも、本人にとってはストレスになることもあるんだね。

③ ワシントン大学ホームズ（Holmes）らのストレス値

これによると、結婚によるストレス値は50、仕事上の責任の変化によるストレス値は29となっています。

(2) ストレスを受けやすい人の特徴

①まじめ　　②几帳面　　③仕事好き
④他人との円滑な関係を保つことに気をつかう

他人を気づかうあまり、自分の時間が損なわれてしまう結果、ストレスを受けるようになってしまいます。管理監督者にもこのような性格の人が多いと考えられます[2]。

🐾 管理監督者自身によるケア

(1) 管理監督者に対するストレス対策[3]

①ストレスに気づく、②ストレスへの対処、③自発的な相談の3つの対策が必要です。

ストレスに気づく

管理監督者自身のストレスへの気づきを促すには、定期的にストレスチェックを受検する方法があります。

① 管理監督者の所属部署における「上司の支援」の点数がよければ、当該上司のストレスは低くなるが、点数が悪い場合は注意が必要です。

② 「上司の支援」はあくまで部下の主観的なものなので、客観的な事実と異なる可能性もあります。点数が悪い場合でも、ストレスを過度に抱えることなく前向きに改善に向けて取組みを検討することも大切です。

ストレスへの対処

① 早朝出社し、早く帰社することで、睡眠時間を多く確保することができます[4]。

② 飲酒量には気をつけましょう。管理監督者は接待などで飲酒の機会が多くなると特に注意が必要です。

②管理監督者は部下のメンタルヘルス問題を抱え込む可能性があるよ。

③3つの対策を押さえておこう。

④ストレスには、睡眠をしっかりとることが大切だよ！

③　仕事の負荷が少ない時期に、積極的に有給休暇を取得することで、その行動をみた部下も休みたいときに気兼ねなく休むことができ、部署全体のストレスも低下します。

④　長期の特別休暇制度などがあれば、積極的に利用し、仕事から離れてみましょう①。

⑤　自己否定的な認知のため自己表現がうまくできない人や、逆に自己主張が強すぎて相手を押し込んでしまうような言動をする人へ行う自分も相手も大切にした自己表現（アサーション②）を行いましょう。 重要!

⑥　リラックスしましょう。自律訓練法や呼吸法があります③。

自発的な相談 重要!

①　上司や同僚、産業保健スタッフ等、事業場外資源が管理監督者の相談先になります。

②　管理監督者の年齢層では、年老いた両親の介護、単身赴任、住宅問題、子供の問題など様々なライフイベントを経験する可能性が高く④なりますが、管理監督者は一般職よりも自己管理が求められる傾向にあるため、自分自身のことを他人に相談することにためらいを感じることも考えられます。

③　産業保健スタッフ等がラインへ教育を行う際は、管理監督者自身が強いストレス要因にさらされていることにねぎらいの言葉をかけるとともに「管理監督者もセルフケアの対象者に含まれるので気兼ねなく相談するように」と伝えます。

④　部下のメンタルヘルスに関する問題について、管理監督者だけでは解決できない職場配置や異動については、人事労務管理スタッフに相談しましょう。

①休暇中の旅行ではハードスケジュールで疲れないようにしよう。

②アサーションは5章1を参照しよう。

③4章3を参照しよう。

④「低く」じゃないよ。

（2）管理監督者研修

　労働者のセルフケア研修を一緒に受けたり、パソコンでeラーニングを活用したりします。

　年配の管理監督者は、自分自身で努力してもうまくいかないときは、若手の部下に相談するのもひとつです⑤。部下を信頼し、Web会議の前後に雑談を交えたり、短時間のWeb会議の頻度を増やしたりすると、部下の仕事ぶりや体調管理についても安心できるでしょう。

⑤チャットやSNS、Web会議などの遠隔コミュニケーションツールには、日ごろから触れて慣れておこうね。

試験問題 を解いてみよう！

問題1 予想問題

　管理監督者自身のメンタルヘルスケアに関する次の記述のうち、不適切なものを一つ選びなさい。

① 労働者（部下）のセルフケア研修を一緒に受けたり、eラーニングを活用する。

② 過重労働による健康障害を防止するため事業者が講ずべき措置では、事業者は管理監督者もセルフケアの対象として含めることや、事業場内産業保健スタッフ等は、管理監督者に対する相談対応などについても留意する必要があると明記されている。

③ 部下のメンタルヘルスに関する問題は、管理監督者だけで解決できない職場配置や異動については、人事労務管理スタッフに相談するのがよい。

④ 産業保健スタッフなどがラインへ教育を行う際は、管理監督者が強いストレス要因にさらされている事にねぎらいの言葉をかけ、気兼ねなく相談するように伝える。

解答・解説

①：適切
②：不適切
「過重労働による健康障害を防止するため事業者が講ずべき措置」ではなく「労働者の心の健康保持増進のための指針」です。
③：適切
④：適切

| 解答1 | ② |

管理監督者自身のメンタルヘルスケアに関する次のA〜Dの記述のうち、正しいもの（○）と誤っているもの（×）の組合せとして、適切なものを一つ選びなさい。

A．「アサーション」は、自己否定的な認知のため自己表現がうまくできない人が行う適切な自己表現の訓練手法である。

B．「アサーション」は、自己主張が強すぎて相手を押し込んでしまう人が行う適切な自己表現の訓練手法である。

C．管理職は自己管理が求められるため、自らが相談することは控えなければならない。

D．自律訓練法も呼吸法も、リラクセーション法の一種である。

① (A) ○ (B) × (C) ○ (D) ○
② (A) ○ (B) ○ (C) × (D) ○
③ (A) × (B) ○ (C) ○ (D) ×
④ (A) × (B) ○ (C) × (D) ○

解答・解説

A：○
B：○
C：×
管理職も自発的に相談することが大切です。
D：○

解答2 　②

次の記述のうち、<u>不適切なもの</u>を一つ選びなさい。

① 管理監督者に多いと思われる「まじめ、几帳面、仕事好き」な性格の人は、ストレスを受けやすいと考えられている。

② 管理監督者の有給休暇の取得は、管理監督者自身の休養だけでなく、部署全体のストレス低減につながる可能性がある。

③ 「昇進」は本人がそれを喜んで受け入れていればストレス要因にはならない。

④ 管理監督者の年齢層では、ライフイベントを経験する可能性は高くなる。

解答・解説

①：適切
②：適切
③：不適切
ストレス要因になる可能性があります。
④：適切

解答3 　③

労働者からの
相談の対応

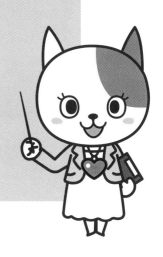

■●◆ **この章で学ぶこと**

部下への相談対応として必要な話の聴き方やアドバイスの方法などについて具体的に学んでいきます。また、不調に気づくポイントや不調が疑われた場合の対応についても学習します。

◆ **試験の特徴**

- 出題数は 9/50 問
- 出題数の多い章ですので、しっかり理解しましょう。
- コミュニケーションや相談は日常的にイメージしやすいので、取り組みやすい問題があります。

①4つの領域の特徴を覚えよう。

②「部下は最近疲れがとれずにいるが、仕事が多く追い詰められているように感じる。しかし、上司には言えない」。これは隠蔽領域にあたるよ。

③上司からコミュニケーションを積み重ねていくことで、部下の自己開示を促すことができるよ。

④受け手側は、相手のメッセージを引き出し、相手の話を聴き、相手の話を理解し、理解した内容を相手にフィードバックするようにしなければならないよ。

🐾 ジョハリの窓

ジョハリの窓とは、自分の知っている自分か否かと、他人が知っている自分か否かを4つの領域に分類して理解していこうとするものです①。

	自分	
	知っている	知らない
他人 知っている	開放領域	盲点領域
知らない	隠蔽領域②	未知領域

具体例	
開放	お互い自由に話し合える。
隠蔽	調子が悪いが人には言えない。
盲点	最近元気がないと言われ初めて気がつく。
未知	自分も他人も知らない。

上司がコミュニケーションによって部下の自己開示を引き出すことができたら、隠蔽領域にあった情報を開放領域へと移行させていくことができます。

🐾 返報性（互恵性）の法則③

人から何かしてもらったら同じものを返さなければならないという心理が働き、これを返報性の法則といいます。

🐾 コミュニケーションスキル

(1) コミュニケーションにおいて重要なスキル④

送り手が自分のメッセージを的確に発信するスキルと、受け手が相手のメッセージを正確に受信するスキルがあります。

（2）アサーション 重要!

　アサーションとは、自己否定的な認知のため自己表現がうまくできない人や、逆に自己主張が強すぎて相手を押し込んでしまうような言動をする人へ行う、自分も相手も大切にする自己表現の訓練手法です[5]。

　自己表現の特徴は、次の3つのようにまとめられています。

非主張的	攻撃的	アサーティブ
引っ込み思案	強がり	正直
卑屈	尊大	率直
消極的	無頓着	積極的
自己否定的	他者否定的	自他尊重
依存的	操作的	自発的
他人本位	自分本位	自他調和
相手任せ	相手に指示	自他協力
承認を期待	優越を誇る	自己選択で決める
服従的	支配的	歩み寄り
黙る	一方的に主張する	柔軟に対応する
弁解がましい	責任転嫁	自分の責任で行動
「私はOKでない、 　　　あなたはOK」	「私はOK、 　　　あなたはOKではない」	「私もOK、 　　　あなたもOK」

（出所：公式テキストP.221）

Point 3つのタイプの内容の入れ替えがよく出題されているので、しっかり覚えましょう。

（3）マイクロ技法[6]

　アイビイ（Allen E, Ivey）により開発されたカウンセリングの手法で、階層表[7]にまとめられています。マイクロ技法の階層表の下半分（1.～5.）は、相手との信頼関係をつくり上げるために不可欠な技法のグループで「**基本的かかわり技法**」と呼ばれています[8]。かかわり行動は、聴き手の積極的な傾聴の姿勢を話し手に示す手法の総称です。

⑤自分と相手を大切にしながら、自分の気持ちや意見を表現できる「**アサーティブ**」の表現特徴を身につけることが大切だよ。

⑥カウンセリングで使用される共通のパターンの技法のことだよ。

⑦

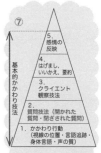

⑧傾聴の姿勢で、視線を合わせ、相手が聞き取りやすいように自分の声のボリューム、トーン、ピッチに気を配ることがスキルとして重要だよ。

（4）コミュニケーション

① コミュニケーションの種類

言葉によるコミュニケーションである**言語的コミュニケーション**と言葉以外の姿勢、表情、声の調子による**非言語的コミュニケーション**があります。また、アメリカの社会心理学者フェスティンガー（Festinger）によると、言語的コミュニケーションには、相手に何かしてほしいときの**道具的コミュニケーション**と、話すことで満足する**自己充足的コミュニケーション**があるとされています。

言語的	話し言葉、メール、電話、メモ、文書、チャット	道具的コミュニケーション	スムーズな業務遂行の道具のように使うコミュニケーション
		自己充足的コミュニケーション	あいさつや何気ない会話のコミュニケーション
非言語的	相手をとらえる重要なチャンネルになり、注意を払うことで相手の安心感や親密感を得ることができる。		

日常的なコミュニケーションは**道具的コミュニケーション**ですが、人間関係の形成や維持向上、緊張解消には**自己充足的コミュニケーション**が効果的です①。

①「道具的」と「自己充足的」の入れ替えに気をつけよう。

図表1　非言語的コミュニケーションの種類

①動作行動	ジェスチュアー、身体や手足の動き、姿勢、顔の表情、微笑、目の動き
②接触行動	なでる、抱く、叩く、蹴る、握手、抱擁
③身体特徴	体格、体型、全体的容姿の魅力、体臭、口臭、頭髪、皮膚の色
④準言語	話し方、声の質（高さ・声量）、ため息、あくび、咳払い、囁き、相づち、沈黙
⑤空間行動	座席、位置の取り方、配置の仕方
⑥人工物	衣服、香水、口紅、眼鏡、かつら
⑦環境要因	建築様式、室内装飾、照明、色、騒音、音楽

（出所：公式テキストP.223）

② メラビアンの法則

アメリカの心理学者メラビアン（Mehrabian）は、コミュニケーションを構成する3要素（視覚・聴覚・言語）のうち、どれが最もコミュニケーションに影響を与えているかを調べた結果、言葉の内容より**顔の表情**や**声の調子**のほうが優先順位が高く、言語の持つ重要性はわずかだとしました②。

非言語	視覚情報	顔の表情	55%
	聴覚情報	声の調子	38%
言語	言語情報	言葉の内容	7%

②数字も覚えよう！ 言語7%より非言語93%の方が重要なんだね！

③ 対面コミュニケーションとコンピュータコミュニケーション 重要!

ある心理学の実験で、実際の対面コミュニケーションとコンピュータコミュニケーションを比較し、それぞれの状況における**自己意識**③の調査を行いました。その結果、対面コミュニケーションに比べて、コンピュータコミュニケーションのほうが「**私的自己意識**が**高く**」「**公的自己意識**が**低く**」なりました。

私的自己意識	自分の内面的部分に対する意識 （自分の感情や動機など本人だけが体験）
公的自己意識	他者から評価される自分の外面的部分に対する意識 （属性や容姿など他人から観察可）

③自己意識とは、自分自身をどのように考えているかという概念だよ。まず2つの自己意識の定義を押さえよう。

メールのやりとりでは、他人にみられている意識は薄れ、自分自身の感情に素直になりやすいということです。メールやチャットが多い現在では、テキストコミュニケーションは、相手がより**主観的**で感情に正直になっている状態といえます④。

 Point 「公的」「私的」、「高」「低」の入れ替えに気をつけましょう。

④今は職場でテキストコミュニケーション（メールやチャット）が多く、それに伴うトラブルも増加しているよ！

試験問題を解いてみよう！

問題1 第24回（第5問[3]）

ジョハリの窓に関する次の文章の［　　］にあてはまる語句の組合せとして適切なものを一つ選びなさい。

A氏は、離れて住む両親が体調を崩しがちで、このところ休日もあまり休めていない。家庭でイライラすることが増え、妻から「最近変よ。疲れているんじゃない？」と言われ、自分の疲労に気づいた。この時、A氏が疲れているという情報は、A氏にとって妻との間で［　ア　］領域から［　イ　］領域に移行したと考えられる。

上司には自身の疲労のことを話していなかったが、昼食を一緒に取った際についロにしたところ、上司は「そうだったのか」と驚きつつ、必要なら業務の配分も考えると言ってくれた。この時、A氏が疲れているという情報は、A氏にとって上司との間で［　ウ　］領域から［　エ　］領域に移行したと考えられる。

① （ア）盲点　（イ）開放　（ウ）隠蔽　（エ）開放
② （ア）未知　（イ）盲点　（ウ）盲点　（エ）開放
③ （ア）未知　（イ）開放　（ウ）未知　（エ）盲点
④ （ア）盲点　（イ）隠蔽　（ウ）盲点　（エ）開放

解答・解説

ア：盲点
イ：開放
ウ：隠蔽
エ：開放

解答1　①

問題2 第23回（第5問[7]）

アサーショントレーニングにおける3つのタイプの自己表現とその特徴に関する次の組合せのうち、**不適切なもの**を一つ選びなさい。

① アサーティブ　―　柔軟に対応する
② 非主張的　―　操作的
③ 攻撃的　―　支配的
④ アサーティブ　―　自分の責任で行動

解答・解説

①：適切
②：不適切
「操作的」は攻撃的タイプです。
③：適切
④：適切

解答2　②

問題3 第26回（第5問[8]）

次のA～Dの記述のうち、非言語コミュニケーション（非言語情報）と言えるもの（○）と言えないもの（×）の組合せとして、適切なものを一つ選びなさい。

A．体格や体型、体臭、口臭など
B．衣服や香水、口紅、眼鏡など
C．話し方、声の高さ、声量など
D．姿勢、動作、表情など

① (A) ○　(B) ○　(C) ○　(D) ○
② (A) ○　(B) ×　(C) ○　(D) ×
③ (A) ×　(B) ○　(C) ○　(D) ○
④ (A) ×　(B) ○　(C) ×　(D) ○

解答・解説

すべて非言語コミュニケーションと言えるものです。
A：身体特徴、B：人工物、C：準言語、D：動作行動です。

| 解答3 | ① |

問題4 第29回（第5問[9]）

コンピュータコミュニケーションに関する次の記述のうち、<u>不適切なもの</u>を一つ選びなさい。

① 電子メールやチャットなどのコンピュータコミュニケーションは、対面でのコミュニケーションに比べて公的自己意識が低くなるため、書くときには、対面よりも攻撃的になってしまう可能性に留意が必要である。

② 電子メールやチャットなどのコンピュータコミュニケーションは、対面でのコミュニケーションに比べて私的自己意識が高くなるため、読むときには、対面より被害的に受け止めてしまう可能性に留意が必要である。

③ 電子メールやチャットによるコミュニケーションは、非言語的コミュニケーションである。

④ 電子メールやチャットなどのコンピュータコミュニケーションでは、自己充足的コミュニケーションを行うことができる。

解答・解説

①：適切
②：適切
③：不適切
「言語的」コミュニケーションです。
④：適切

| 解答4 | ③ |

<table>
<tr><td>2</td><td rowspan="2"># 早期発見の
ポイント</td></tr>
<tr><td>頻出度
★★★</td></tr>
</table>

ストレス時の心身の反応や特徴、仕事ぶりの変化から、部下の異変を早くみつけるポイントを押さえていきましょう。

　部下のメンタルヘルス問題の予防や早期対応は、なるべく早い段階で部下の異変に気づくことが大切になります。

🐾 ストレス反応 重要!

　ストレス反応とは、ストレスを受けると**身体面**、**心理面**、**行動面**に様々な反応が生じることです①。

①　防御反応

　ストレスを受けると、危険から自分を守るために次のような防御反応が現れます。この一連の身体反応は**闘争－逃走反応**（Fight-Flight Response）と呼ばれ、生体防御の自然な反応です。

①ストレス反応は交感神経系の働きが活発になり生じる反応だよ。

覚醒水準	高まる
瞳孔	開く
気管支	太くなる
呼吸	速くなる
心拍	速くなる
末梢血管	収縮する
消化器系の活動	抑制される

②　交感神経系と副交感神経系の特徴②

　自律神経系は、ストレスを受けると、次のような反応が発生します。

②交感と副交感の違いに気をつけよう。

	交感神経系の働き③	副交感神経系の働き
毛	逆立つ	
瞳孔	開く	小さくなる
唾液	粘液性	漿液性
気管支	太くなる	細くなる
心拍	増加	ゆっくり
消化活動	抑制	促進
末梢の血管	収縮	

③筋肉の血管拡張も起こるよ！

防御反応については、反対語（高まる⇔低下）で引っかけられるので、気をつけましょう。また、交感神経と副交感神経とを逆にする問題が多く出ているので、比較しながら覚えましょう。

ストレス反応の時期の変化 重要!

ストレス要因が加えられた後の心身の防御反応は、次図のように、時間の経過④とともに大きく変化します。

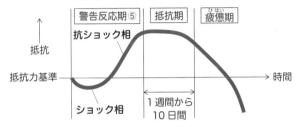

（出所：公式テキストP.227）

警告反応期	・ストレス要因が加えられた直後の時期で、ショック相を経て抗ショック相へと移行する。 ・ショック相では、身体活動が低下し抵抗力は正常値より大きく低下する。 ・抗ショック相では、アドレナリンが分泌され交感神経系の活動が活発になり、覚醒・活動水準が高くなる。
抵抗期	・副腎皮質ホルモンが分泌され身体の抵抗力が高まり、ストレス要因に対して活動性を高め、バランスを保っている。 ・心身の活動が活発で、一定の安定が確保されている状態。
疲憊期	・外的刺激が長期間にわたることで適応エネルギーは枯渇し、再び抵抗力が正常値以下に低下する。 ・ストレス反応が現れる。

「心理面」「身体面」「行動面」の反応 重要!

長時間ストレス要因の刺激を受けた場合、強いストレス要因を受けたときに生じるストレス反応は、ストレス要因の種類に関係なく心身に同様の反応⑥が起こり、この反応によって心理面、身体面、行動面に異変が発生してきます。

④時間の経過とともに変わる時期の名前もしっかり覚えてね。

⑤警告反応期には、ショック相と抗ショック相があるよ。

⑥この反応は、汎適応症候群というよ。

（1）異変の特徴

心理面	・本人自身、気づいたとしても対処の仕方が難しい。 ・明確な形で外見に現れてこない場合もあるので、管理監督者が部下の心理面の変化をとらえようとするのは比較的難しい。 ・本人から直接語られない傾向もある①。 ・管理監督者は部下の話に積極的に耳を傾けると、部下の異変を見つけることができる。
身体面	・具合の悪さを体感している本人にはわかりやすい反応②。 ・管理監督者は、部下が自分から具合の悪さを訴えてきてくれないとわかりづらい。 ・管理監督者は、日頃から部下の話を聴くようにして部下の発言を引き出すなどのアクションが重要。
行動面	・仕事ぶりにも影響が出てくることが多い。 ・特に勤怠などの出勤状況は客観的なデータで把握しやすく、管理監督者が気づきやすい。 ・飲酒量の増加、喫煙量の増加などの生活面に現れるので家族や周囲の人が気づきやすい。

（2）反応③

反応	急性反応	慢性反応
心理	不安・緊張・怒り・興奮・混乱・落胆	不安・短気・抑うつ・無気力・不満・退職願望
身体	動悸・発汗・顔面紅潮・胃痛・下痢・振戦（ふるえ）・筋緊張	疲労・不眠・循環器系症状・消化器系症状・神経筋肉系症状
行動	回避・逃避・エラー・事故・口論・けんか	遅刻・欠勤・作業能率の低下・大酒・喫煙・やけ食い・生活の乱れ

（出所：公式テキストP.228、P.229）

いつもと違う様子に気づく 重要!

いつもと違う様子に気づくためには、次の3点に留意しましょう。

①ストレスの出方は人それぞれといえる。

②ストレスに気づく大事な視点は部下の「いつもと違う様子に気づく」こと。

③日頃から1人ひとりの部下の特徴を知っておくのが前提になる。

①「こうなっているのは自分が弱いからだ」「自分がしっかりしていないからだ」と考えてしまうからだよ。

②代表的な心身症としては、胃・十二指腸潰瘍、過敏性腸症候群、気管支喘息、過換気症候群があるよ。

③急性と慢性と比較しながら覚えていこう。

また、「いつもと違う様子」とは、部下を外部の基準に照らし合わせて「違い」を見つけるのではなく、他のスタッフと比較をした「違い」をとらえるのでもなく、部下自身の特徴④を押さえて**時系列的**な変化⑤を捉えていくことです。例えば、普段から胃腸を壊しやすい部下がストレスで胃痛を発生させた場合「いつもと違う」とはとらえません。

部下がこれまで示したことのない症状の場合には、管理監督者は何らかのアプローチをとる必要があります。

（1）いつもと違う様子の例

次のような様子がみられたら「いつもと違う様子」として、注意⑥が必要です。

午前の様子	午後の様子
服装・身だしなみが乱れる 眠そうな様子 やつれた表情 あいさつをしなくなる 目が合わなくなる 酒臭がする	食事をとらなくなる 食べることを面倒がる メニューを選べない 雑談を避ける 昼寝・居眠りが増える 離席が増える

（出所：公式テキストP.231）

（2）ストレス段階の変化によるストレス反応

厚生労働省の委託研究では、次のように、ストレスの段階によって症状が出てくると報告されています⑦。

ストレスの段階 ────────────────→ 強

低い	中程度	最も高い
「活気の低下」	「イライラ感」「不安感」「身体愁訴⑧」	「抑うつ感⑨」

🐾 仕事ぶりの「いつもと違う」をとらえるポイント

部下の仕事ぶりの変化は、労務管理や仕事の進捗管理なり管理業務の延長線上においてとらえやすいといえます。2週間の期間にわたって継続する場合は、管理監督者として産業保健スタッフに相談し、実際の対処が必要になってきます。

④人と比べたりするのではなく、本人の特徴を押さえていくんだね。

⑤その人の以前と現在の違いや変化だよ。

⑥「いつもと違う」様子の見分け方を押さえていこう。

⑦各段階の特徴をしっかり覚えてね。

⑧いろいろな体の症状を訴えるが原因となる病気が発見できないことで「自律神経失調症」ともいわれているよ。

⑨気分が落ちこんで何もする気になれない、憂うつな気分のことだよ。

Point 継続期間は「2週間」です。数字の引っかけに気をつけましょう。

仕事ぶりの変化については、次のようなものがあります。

1. 遅刻、早退、欠勤など勤怠が通常でなくなる
2. 高い事故発生率
3. 以前は素早くできた仕事に時間がかかる
4. 以前は正確にできた仕事にミスが目立つ
5. ルーチンの仕事に手こずる
6. 職務遂行レベルが良かったり悪かったりする
7. 取引先や顧客からの苦情が多い
8. 同僚との言い争いや、気分のムラが目立つ
9. 期限に間に合わない
10. 平均以上の仕事ができない

（出所：公式テキストP.231）

試験問題 を解いてみよう！

問題1 第25回（第5問［3］）

ストレス反応に関する次の記述のうち、不適切なものを一つ選びなさい。

① ストレスへの抵抗力は、警告反応期に一旦低下した後、抵抗力が高まり、抵抗期を経て、疲憊期（ひはい）では再び抵抗力が低下し、ストレス反応が現れるようになる。

② 抗ショック相では、交感神経系の働きが優位となるため、気管支は細く、心拍はゆっくりとなり、消化器系の活動が抑制される。

③ ストレス反応は、身体面、行動面、心理面に現れるが、身体面、心理面の反応は周囲からはわかりにくいため、面談等を通して管理監督者が積極的に部下の話に耳を傾けることが求められる。

④ 行動面に現れるストレス反応としては、仕事ぶりの変化があり、特に勤怠などの出勤状況が、変化に気づくポイントとして重要となる。

解答・解説

①：適切
②：不適切
気管支は「太く」、心拍は「増加」します。
③：適切
④：適切

解答1 ②

問題2 第26回（第5問[1]）

メンタルヘルス問題の早期発見に関する次の記述のうち、不適切なものを一つ選びなさい。

① ストレス要因によって、身体面、心理面、行動面において生じる反応を「ストレス反応」と呼ぶが、これらは副交感神経系の働きが活発になることによって生じる反応である。

② ストレスにさらされた際の反応を「闘争―逃走反応」と呼ぶが、これは生体防御のための自然な反応である。

③ ストレスに対する反応は、身体面の反応としても現れ、胃・十二指腸潰瘍、過敏性腸症候群や、気管支喘息、過換気症候群などは、心身症として代表的なものである。

④ 心理面の反応は、労働者自身がストレス反応と捉えず、「自分が性格的に弱い」「自分がしっかりしていない」などと捉えてしまうこともあるため、自らは言葉にしない傾向がみられる。

解答・解説

①：不適切
「副交感神経系」ではなく「交感神経系」です。
②：適切
③：適切
④：適切

| 解答2 | ① |

問題3 第30回（第5問[1]）

ストレス反応に関する次の記述のうち、不適切なものを一つ選びなさい。

① 生体が危険な事態に直面した際、身を守るための防御反応を「闘争―逃走反応」というが、これは交感神経系の働きが副交感神経系の働きよりも優位になっている状態である。

② 交感神経系が優位に働くと末梢血管の収縮、心拍の増加、筋肉の血管拡張など、危機的状況に対応するための反応が起きる一方で、消化器系の活動は抑制される。

③ ストレス要因が加えられた直後には、「闘争―逃走反応」により身体活動や抵抗力が向上し、抵抗期へと移行する。 〈次ページに続く〉

解答・解説

①：適切
②：適切
③：不適切
ストレス要因が加えられた直後は、身体活動や抵抗力は「低下」し、「警告反応期」の「ショック相」「抗ショック相」を経て「抵抗期」へと移行します。
④：適切

| 解答3 | ③ |

④　ストレス要因によって生じた部下の心身の異変に早
　期に気付くには、身体面・行動面・心理面に注目する
　ことがポイントとなるが、特に勤怠問題などの行動面
　の異変は管理監督者にとっても気付きやすい。

問題4 **第25回（第5問[4]）**

　管理監督者が部下のストレス反応に気づくためのポイン
トに関する次のA〜Dの記述のうち、正しいものの組合せ
として適切なものを一つ選びなさい。

　A．部下の「いつもと違う」を捉えるには、他の部下と
　　の「違い」ではなく、その部下自身の常態との差を捉
　　えることがポイントとなる。
　B．厚生労働省の委託研究では、ストレスレベルが中程
　　度の場合、「抑うつ感」や「身体愁訴」が自覚される
　　ことが示されている。
　C．部下の「いつもの様子」を把握しておくことは、自
　　殺のサインの把握、自殺のリスクの軽減に繋がる。
　D．部下の仕事ぶりが「いつもと違う」と感じた場合、
　　その状態が4週間継続した時点で、管理監督者として
　　産業保健スタッフに相談したほうが良い。
　①　AとB
　②　AとC
　③　BとC
　④　CとD

解答・解説

A：正しい
B：誤り
「抑うつ感」はスト
レスが最も高いとき
です。
C：正しい
D：誤り
「4週間」ではなく
「2週間」です。

解答4　②

3 心の不調の みえにくさ

スクリーニング検査を理解し、疾病性と事例性について押さえていきましょう。

🐾 心の健康診断やスクリーニングの難しさ

（1）ストレスチェック制度①

　ストレスチェック制度は、1章**9**で学習したとおり、労働者自身の**ストレス**への気づきを促すとともに**職場改善**につなげ、労働者のメンタルヘルス不調を未然に防ぐことを目的としています。あくまで**一次予防**であり、メンタルヘルス不調者の発見（**スクリーニング**②）が目的ではありません。

（2）精神面の健康診断やスクリーニングが難しい理由③

　①　メンタルヘルス不調は**身体疾患以上に他人に知られたくない個人情報**なので、**事業者に知られること**に強い抵抗を感じる従業員が多いと予測されます。

　②　精神医学的診断は、血液検査やレントゲン検査に基づいて行うものではなく、診断には多くの情報と時間を要し、本人が自発的に症状を訴えてくれなければ診断は困難です。

　③　健康な人が大半を占める集団にスクリーニングテストを行うと、病気でないのに異常ありと判定される**偽陽性**④が多発するという問題があります。

（3）うつ病のスクリーニング検査

　うつ病者を正しくうつ病とする確率が80％、うつ病でない者を正しく健康とする確率が80％であるテストを使用し、1,000人のうち20人がうつ病である集団を対象に行ったスクリーニングでは、次のような結果になりました。

①具体的な実施手順は、労働安全衛生法に基づくストレスチェック制度実施マニュアルが公表されているよ。

②検査によって病気の疑いのある人を選び出すことだよ。

③なぜ難しいのか理由をみていくよ。

④うつ病ではないが、検査結果が「うつ病」となることだよ。

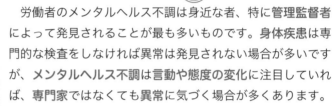

		スクリーニング結果	
		陽性（うつ病）	陰性（健康）
疾病異常	うつ病者	真陽性 （16人）	偽陰性② （4人）
	健康者	偽陽性① （196人）	真陰性 （784人）

①うつ病じゃないのに検査結果がうつ病の人は196人もいるよ。

②うつ病なのに検査結果がうつ病じゃないと出ることもあるんだね。

③管理監督者はお医者さんじゃないから病名の特定はしないよ。

🐾 変化への注目

（1）管理監督者による早期発見 重要!

　労働者のメンタルヘルス不調は身近な者、特に**管理監督者**によって発見されることが最も多いものです。**身体疾患**は専門的な検査をしなければ異常は発見されない場合が多いですが、**メンタルヘルス不調は言動や態度の変化に注目していれば、専門家ではなくても異常に気づく場合が多くあります。**

　管理監督者は、診断（病名の特定）をする必要はなく③、部下が何らかのメンタルヘルス不調をかかえている疑いがあることに気づけばよいのです。

　部下のメンタルヘルス不調の早期発見には、管理監督者が部下の変化に注目し、「今までと違って最近様子がおかしい」という感覚を大切にして、行動を起こすのが重要となります。おとなしかった部下が急に多弁になるなど、明らかな変化が起こっているのに、その原因がわからないのであれば、放置せず、部下に声をかけ、その原因を確認しましょう。

（2）うつ病の際にみられる変化

　労働者に、次の変化がみられたら声をかけて変化が起こった理由を尋ね、その答えが「わかる」「理解できる」ものかどうかを確認することが大切です④。

④部下に「元気がないよ、どうした？」と聞き、元気のない理由を探るよ。

医者から父が癌（がん）だと宣告された	理由わかる
前歯が抜けてショック、死にたい	理由わからない

- なんとなく元気がなくなった。
- 口数が少なくなった。
- 会議などで自発的に発言しなくなった。
- よくため息をつくようになった。
- 疲れたと深刻な表情で訴える。
- 気弱なことをいうようになった。

（出所：公式テキストP.235）

🐾 疾病性と事例性⑤

（1）メンタルヘルス不調の場合 重要!

　疾病性と事例性の定義は、次のとおりです。メンタルヘルス不調の場合は、これらは必ずしも**一致しません**。

疾病性	病気であるか否かの医学的判断
事例性	本人や周囲が困って治療を求めること

（2）アルコール依存症の例⑥

　アルコール依存症（2章**4**参照）は、手の震えなどの離脱症状（禁断症状）が認められると同時に、飲酒のために遅刻、欠勤したり、アルコールの臭いのする状態で出勤するといった問題行動も認められるものです。次のように疾病性と事例性が一致していないこともあります。

事例	疾病性	事例性
• 毎日多量に飲酒、離脱症状もある。 • 仕事をこなし誰にも迷惑をかけていない⑦。	○	×
• 毎日飲酒せず離脱症状もない。 • 嫌なことがあると大量に飲酒し出勤しない、暴力をふるう。	×	○

（3）3つのケースの対策⑧⑨

ケース	対策
病気であっても、本人も周囲も何ら困っていない、治療を求めていない場合	管理監督者が本人に対して強く受診を勧めることはできない。 本人の健康状態が心配であることを伝え、軽く受診を促す程度で止める。
大事な仕事をすっぽかす、酔って出勤してくるなどの職場管理上問題になる行動が認められた場合	医療機関を受診するよう命じることができる。
職場管理上問題となる行動が認められ、メンタルヘルス不調によるものと推測されるにもかかわらず、本人が受診を拒否する場合	原則として家族に事情を説明し家族の協力を得て受診につなげる。

⑤疾病性と事例性の定義を覚えよう。

⑥事例問題が出てもわかるようにしっかり理解しておこう。

⑦病気だからといって迷惑をかけないこともあるんだね。

⑧各ケースの対策をそれぞれしっかりみていこう。

⑨問題行動が病気ではないと医師によって判断されたなら、労務管理上の問題として、就業規則等に照らして、問題の内容に応じた対応ができるよ。

試験問題を解いてみよう！

問題1 第27回（第5問[1]）

ストレスチェック制度等に関する次のA〜Dの記述のうち、正しいもの（○）と誤っているもの（×）の組合せとして、適切なものを一つ選びなさい。

A．健康な人が大半を占める集団に精神面のスクリーニングテストを行うと、病気ではないのに異常ありと判定される偽陽性が多発する。

B．ストレスチェック制度は、メンタルヘルス不調者の発見（スクリーニング）を一義的な目的としている。

C．精神医学的診断は、身体医学的診断と同じように、症状の確認と検査の情報をもとにすぐ診断ができるものである。

D．従業員のメンタルヘルス不調は周囲の者、特に管理監督者に発見されることが多い。

① (A) ○　(B) ×　(C) ×　(D) ○
② (A) ×　(B) ×　(C) ○　(D) ×
③ (A) ○　(B) ○　(C) ×　(D) ○
④ (A) ×　(B) ×　(C) ×　(D) ○

解答・解説

A：○
B：×
スクリーニングを目的としていません。
C：×
身体医学的診断とは異なり、多くの情報と時間を要し、本人が症状を訴えてくれなければ困難です。
D：○

解答1　①

問題2 第24回（第5問[7]）

メンタルヘルスにおける疾病性と事例性に関する次の記述のうち、不適切なものを一つ選びなさい。

① 疾病性と事例性とは、必ずしも一致しない。

② 疾病性があっても事例性がないケースでは、管理監督者は本人に対して医療機関の受診を軽く促すのがよい。

③ 疾病性があっても事例性がないケースでは、管理監督者は本人に健康状態が心配であることを伝えてはならない。

④ 疾病性があり、事例性が認められるケースでは、管理監督者はそれを解決するために医療機関を受診するよう本人に促すことができる。

解答・解説

①：適切
②：適切
③：不適切
本人の健康状態が心配であることを伝えます。
④：適切

解答2　③

4 管理監督者が 話を聴く意味

頻出度
★★★

心の不調はみえにくいので、話をすること自体が部下に とってセルフケアになることを認識しましょう。

🐾 問題点の明確化

（1）労働者の心の健康の保持増進のための指針

指針では、メンタルヘルス不調を明確にするため、「ラインケア」「セルフケア」について、次のように示しています。

ラインケア	管理監督者は、「職場環境等の把握と改善」「労働者からの相談対応」を行うことが必要である。
セルフケア	事業者は、労働者が管理監督者や事業場内産業保健スタッフ等に自発的に相談しやすい環境を整えること。

（2）相談の意義①

①メンタルヘルス不調者の**早期発見**、治療
②相談者の悩みや**ストレスの軽減**、解消

（3）解決策が見出せない理由

①問題を正確に、あるいは詳しく把握・整理できていない。
②問題解決の手段や利用できる**資源**を知らない、あるいは気づかない。
③自らの気持ちの**整理**（割り切り、あきらめ、**踏ん切り**）ができない。

（4）相談が有効な理由

① 問題点の正しい把握・整理ができる

相談を受けていると、相談者が抱える問題を正しく整理・把握できていないために、何をいいたいのかがわからない場合があります。相談者自身による問題点の整理・把

①相談したとき、相談にのったときを思いだし、イメージしながら進めていこう。

握を促すために、次のように進めていきましょう。

- 相談者は相手にわかるように問題を**説明**する。
- 相談を受ける側がよくわからない点を相談者に**質問**する（わからない点を質問するときは、**非難**するような言い方はしない①）。
- 相談を受けた側が問題を**整理**して相談者に**フィードバック**する。

①相談者は相談意欲をなくしちゃうよ！

② 問題解決の手段・資源の気づきとなる

　相談者が問題解決のための手段、利用できる**資源・人材**を知らない場合であれば、**情報**を提供することで問題は解決に向かいます。また、問題解決のため自分より他に**適任者**がいるのであれば、その人に相談するように相談者に促します。

③ 気持ちの整理をつけることができる

　自分の抱える問題を解決するには、一定の部分を犠牲にせざるを得ない状況で、その決心ができず②に悩んでいる場合もあります。こうしたときも、相談をすることで、第三者の客観的意見や説得をきくことができ、気持ちを整理し決心をつけるうえで有効です。

②何も犠牲にしないですませたいと思っているんだね。

🐾 わかることと、わかってもらうことの意義

　相談することは、「人間の依存欲求を満たすことで精神健康に寄与する」という幅広い意義があります。

（1）きちんと相談にのる４つのポイント

①相談者の気持ちや考えを正しく把握③する。
②真に相談者のためになる解決策④を選択する。
③解決策を相談者に無理なく納得させる。
④相談を受けた側が問題解決のために行動を起こす。

③相談を受ける側が、相談者自身が気づいていない感情まで理解できてしまうこともあるよ。

④必ずしも相談者の気に入る解決策ではないこともあるよ。

（2）個々のプロセスの意義

① 気持ちをわかってもらう

人に気持ちをわかってもらうことはとても心地がよく、自分の気持ちをわかってもらえたことは、相手が自分に**愛情**（少なくとも**関心**）をもった証拠となります。今後は多少なりとも**援助**を期待できる展望が開けたことになります。気持ちをわかってもらうことは、**依存（甘えの）**欲求を満たすことになります。

② 本人のためになる解決策を選択する⑤

相談者に**苦痛を強いる**解決策であったとしても、相談を受ける側は、**将来まで見通した最良**の解決策を選択すべきです。相談者の**要求**に安易に迎合すべきではありません。

⑤相談者にとって嫌な解決策でも本人のために選ぶんだね。

③ 解決策を相談者に無理なく納得させる

相談を受けた側は、感情抜きで冷静に考えることができるので、簡単に**合理的**結論に至りますが、その結論がどんなに論理的に正しくても、相談者の**感情**を考慮せずいきなり解決策として提示してしまうと、相談者はすぐには納得できないですし、**反発や怒り**すら感じてしまうこともあります。そこで、このようなときは、相談者に質問しながら、相談者の考えの矛盾点や間違いに相談者が自ら気づいていくように仕向けていくことが、解決策を無理なく納得してもらう早道であることが多いです。

④ 相談にのる手順

相談にのる場合は、次のような手順で行いましょう。

1. 相談者に関心を向ける
2. 相談者を正しい方向に導く方法を探す
3. 相談者の成長（気づき）を促す

相談者と相談にのる側の関係は、**エンドレスではなく、**問題が解決した時点で終了します。

⑤　理想的な相談

　　相談者が相談にのる側を信頼（依存）し、相談にのる側
は、相談者に愛情をもって接し、相談者の成長（問題解決
策の気づき）を促すことが、理想的な相談です。

試験問題を解いてみよう！

問題1　**第26回（第5問[4]）**

　管理監督者が部下の話を聴く意義に関する次のA～Dの
記述のうち、正しいもの（○）と誤っているもの（×）の
組合せとして適切なものを一つ選びなさい。

　A．「労働者の心の健康の保持増進のための指針」（厚生
　　　労働省、2006年、2015年改正）において、管理監督
　　　者には「職場環境等の改善」とともに「労働者からの
　　　相談対応」が求められている。

　B．相談の意義として、メンタルヘルス不調の早期発見
　　　だけでなく、労働者の悩みやストレスの軽減・解消が
　　　挙げられる。

　C．相談の結果、メンタルヘルス不調が疑われる場合で
　　　あっても、部下が反発する可能性があるため、専門医
　　　への受診勧奨は控えたほうがよい。

　D．部下は感情的になっていることが多いため、解決策
　　　を納得させるには、管理監督者が部下の考えの矛盾点
　　　や間違いを直接的に指摘することが必要である。

　①　（A）○　（B）×　（C）○　（D）×

　②　（A）×　（B）○　（C）×　（D）○

　③　（A）○　（B）○　（C）×　（D）×

　④　（A）×　（B）×　（C）○　（D）○

解答・解説

A：○
B：○
C：×
専門医などに診ても
らうよう勧めること
を躊躇してはいけま
せん。
D：×
相談者の考えの矛盾
点や間違いに相談者
が自ら気づいていく
ように仕向けていき
ます。

解答1　③

問題2 **予想問題**

相談に関する次の記述のうち、**不適切な**ものを一つ選びなさい。

① 相談者が相談にのる側を信頼し、相談にのる側は、相談者に愛情をもって接し、相談者の成長を促すことが理想的な相談といえるが、気持ちをわかってもらうことは依存（甘え）の欲求を満たさない。

② 相談者と相談にのる側の関係は、エンドレスではなく、問題が解決した時点で終了する。

③ 相談にのる際は、相談者への質問などを通して相談者自らが自身の考えの矛盾や間違いに気づけるよう働きかけることが効果的である。

④ 相談を受けた側が、相談者に問題点の整理や把握を促すためのフィードバックをし、わからない点を質問するときは非難するような言い方はしないように注意する。

解答・解説

①：不適切
欲求を満たします。
②：適切
③：適切
④：適切

解答2 ①

問題3 **予想問題**

管理監督者が相談者から話を聴く意義に関する記述のうち、**不適切な**ものを一つ選びなさい。

① 解決が見出せない理由として、問題解決に利用できる資源を知らない、気持ちの整理や踏ん切りがつかないといったことがある。

② 相談することは、人間の依存欲求を満たすことで精神健康に寄与するという意義がある。

③ 相談者に苦痛を強いる解決策は選択すべきではなく、相談者の要求に合わせた解決策を選択する。

④ 理想的な相談とは、相談者が相談にのる側を信頼し、相談にのる側は、相談者に愛情をもって接し、相談者の成長を促す行為である。

解答・解説

①：適切
②：適切
③：不適切
相談者に苦痛を強いる解決策であっても、将来まで見通した最良の解決策を選択すべきで、相談者の要求に安易に迎合すべきではありません。
④：適切

解答3 ③

不調が疑われたときの話の聴き方

管理監督者が部下の話を聴くことの重要性や、相談対応のポイントについてみていきましょう。

🐾 管理監督者に期待される役割

（1）労働者の心の健康の保持増進のための指針①

指針では、管理監督者の役割について、「ラインによるケアとして、**管理監督者**は、日常的に、労働者からの**自発的な相談**に対応するように努める必要がある。特に、長時間労働等により疲労の蓄積が認められる労働者、強度の心理的負荷を伴う出来事を経験した労働者、その他特に個別の配慮が必要と思われる労働者から話を聞き、適切な情報を提供し、必要に応じ事業場内産業保健スタッフ等や事業場外資源への相談や受診を促すよう努めるものとする」としています。

（2）部下からの相談対応で重要なこと

管理監督者は、部下からの相談に対しては、**最も安全で効果的・効率的**な解決策を選択する必要があります。そのためには、①相談内容を正確に把握する②、②問題解決のための利用可能な資源・人材を有効に活用すること③が重要です。

いつまでも管理監督者だけで対応することは危険なので、早くしかるべき専門家につなぐことが重要です。管理監督者には、**相談内容を的確に把握し**、問題の内容に応じて、その解決のための最も安全で効果的、効率的な援助が行える人材・資源に**つなげる**という、一種の交通整理、医療への橋渡しの役割が期待されています。

①指針によるもので、労働安全衛生法じゃないよ！

②本音や今までの経緯を含めて、把握しよう。

③他に適任者がいれば、相談をゆだね、抱え込むのはやめよう。

無理してない？　　うーん…

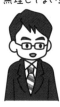
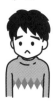

> **Point** 「部下からの相談対応」は特に大事で何度も試験に出
> ています。的確に相談に対応するためには、相手の話
> に耳を傾け、相談内容を正確に把握することが大前提
> となります。

🐾 傾聴の仕方 重要!

　相談に対応するために大切なことは、相手の話に耳を傾け、相談内容を正しく理解することです。客観的情報を理解するだけでなく、相手への関心と相手を大切にする思いで感情を汲み取ることが大切です。そこで必要な「傾聴」についてみていきましょう。

（1）他人に聞かれない場所でゆっくり話せる環境を設定 重要!

　緊急の場合を除いて1時間程度でいったん結論を出す④か、日時を改めて話を聴く工夫も必要です。

④相談時間は無制限じゃないほうがいいんだね。

（2）相手の言葉で自由に語らせる

　注意や説教を早くいいすぎると、相手は「わかってもらえなかった」「受け入れてもらえなかった」と感じ、相談する意欲を失うかもしれないので、適度に相槌を打ち、わかったことはわかったと伝え、わからないことは質問します⑤。

⑤聴く姿勢に徹することが重要だね。

（3）相手の発言の言外の意味、言葉の背後にある感情、言葉以外の表現⑥に注目する 重要!

　相手が隠そうとしている感情を暴きだして指摘するようなことは、相手にとって非常につらいことになるので避けなければなりません。

⑥言語以外の表現は、表情、態度、声の調子などがあるよ。

- 尊重してもらえる、わかってもらえると感じてさらに積極的に話そうとする。
- 自らの考えや感情を伝えようとすることで、あいまいだった考えや感情が明確になり、自らが問題の解決策を見出す可能性が高くなる。

🐾 相談を受けるときの留意点

　相談を受けているときは自分の**価値観**や**人生観**から自由であることが大切です。相談内容を正確に把握するには、相談を受ける側が先入観は横におき、可能な限り**中立性**を保つということが最も大切です。相談者が同僚に対する否定的な意見を伝える場合、相談を受ける側の先入観や主観で判断しないで、できるだけ当の同僚からも話を聴くことが望ましく、可能な限り周囲の話も聴いて客観的な情報を収集するべきです。客観的な情報と主観的な情報を切り分けて対話を重ねて対応していくことが望ましいでしょう。また、相談を受ける側は、自身の固有の価値観や人生観を相談者に押しつける（**説得、説教、注意**）べきではありません。しかし、共感すればそれでいいということではありません。

> ### NGな相談の受け方
> ①自分の価値観や考え方を相談者に押しつける。
> ②相談を受ける側が相談者に共感しすぎて、全く同じ感情を共有してしまう①。

　「わからない」ことから始め、それを1つずつ確認しながら溝をうめていくという対話を繰り返し、相談者のストーリーを読み込むことが大切です。その上で、管理監督者として伝えるべきことがあれば、伝えていくことが大切です。

①相談を受ける側が相談者のいうことを簡単に分かった気になって、客観的情報と主観的情報の切り分けがしにくくなってしまうよ。

アドバイスの与え方②

相談を受けた際、助言や情報提供を求められる場合は、適切な回答をすべきですが、考えや判断を求められる場合は安易に回答すべきではありません③。

アドバイスの留意点 重要!

① 相談者が過剰に依存的で判断を他人に委ねようとし、かつ相談者との間に十分な信頼関係がある場合は自分のこと（生き方）に自分で責任をもつよう助言してもよい。

② 相談を受ける側の知識や権限を超えた助言や情報を提供しないこと。

具体例	医師の休業診断書が提出されたにもかかわらず「休まずがんばれ」➡×
	主治医を替えるように助言➡「上司の指示で主治医を替えたのによくならなかった」と恨まれる場合もあるので、安易にそのような助言はすべきでない。

③ 病気や障害の診断がある場合、医師の診断や指示を尊重して冷静で合理的な対応をする。

④ 本人からの職場でふさわしくない要求には一貫した態度で臨み、例外や特別扱いは避ける。

⑤ 管理監督者だけで対応しようとせず、人事労務管理スタッフや産業保健スタッフと連携する。

②アドバイスの与え方にも注意が必要だよ。

③相談者に「どうすればいいですか？」と聞かれたら、「わからない」と正直に回答するのが誠実だよ。

試験問題を解いてみよう！

問題1　第25回（第5問[6]）

メンタルヘルス不調が疑われる部下からの相談に乗る際の次の記述のうち、<u>不適切なもの</u>を一つ選びなさい。

① 相談を受ける側が相談者に共感しすぎて、全く同じ感情を共有してしまうパターンでは、客観的に物事をみられなくなる。

② 相談者が過剰に依存的で、判断を他人に委ねようとする場合で、なおかつ相談者との間に十分な信頼関係がある場合は、自分のこと（生き方）に自分で責任を持つよう助言するのもよい。

③ 部下から相談を受けた際、管理監督者は自分自身の価値観や人生観から、可能な限り考えや判断を積極的に伝えるべきである。

④ 職場の人間関係で悩む部下の相談に対応する場合は、管理監督者としてその職場を良く知っていても、先入観があり、中立性を保つことができないことがあるので、可能ならば周囲の同僚の話も聞いて客観的な情報を収集する。

解答・解説

①：適切
②：適切
③：不適切
自分の価値観や人生観からは自由であることが大切です。
④：適切

解答1　③

問題2　予想問題

メンタルヘルス不調が疑われた時の対応に関する次の記述のうち、<u>不適切なもの</u>を一つ選びなさい。

① 他人に聞かれない場所でゆっくり話せる環境を設定する。

② 相手の発言の言外の意味や言葉の背後にある感情、言葉以外の表現に注目する。

③ 相談を受ける側は説得、説教、注意をしてもよい。

④ いつまでも管理監督者だけで対応しようとせず、しかるべき専門家につなぐことも必要である。

解答・解説

①：適切
②：適切
③：不適切
価値観や人生観を押し付けることになるのでするべきではありません。
④：適切

解答2　③

問題3 **第25回（第5問[5]）**

メンタルヘルス不調が疑われたときの対応に関する次のA〜Dの記述のうち、正しいもの（〇）と誤っているもの（×）の組合せとして、適切なものを一つ選びなさい。

A．「労働者の心の健康の保持増進のための指針」（厚生労働省、2006年、2015年改正）では、「管理監督者は、日常的に、労働者からの自発的な相談に対応するよう努める必要がある」とされている。

B．長時間労働等により疲労の蓄積が認められる労働者、強度の心理的負荷を伴う出来事を経験した労働者、その他特に個別の配慮が必要と思われる労働者から相談があった場合は、管理監督者が話を聞くより先に、なるべく早く産業保健スタッフ等の専門家に相談させる。

C．管理監督者が相談に的確に対応するためには、傾聴の仕方を身につけて、相手の相談内容を的確に把握することが大前提である。

D．管理監督者は、相手の相談内容に応じて、安全で効果的・効率的な援助が行える人材・資源につなげるという、一種の交通整理、あるいは医療などへの橋渡しの役割を期待されている。

① （A）〇　（B）〇　（C）×　（D）×
② （A）〇　（B）×　（C）〇　（D）〇
③ （A）×　（B）×　（C）〇　（D）×
④ （A）〇　（B）×　（C）×　（D）〇

解答・解説

A：〇
B：×
まず話を聞き、適切な情報を提供します。
C：〇
D：〇

| 解答3 | ② |

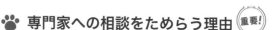

6 専門家への紹介

頻出度 ★★★

専門家への紹介の方法や専門家への相談について、理解を深めましょう。

専門家への相談をためらう理由 重要!

メンタルヘルス不調者への相談対応における管理監督者の役割は、早期に「いつもと違う」様子であることを見抜き、産業保健スタッフや専門医への相談につなげることです。ところが、次の3つの理由から、抵抗を感じるようです。

（1）抵抗を感じる3つの理由

①	メンタルヘルス不調を疑うことに、一種の罪悪感や後ろめたさを感じる①。
②	相談を受けた者は相談者から頼りない、冷たいと思われたくないために、自分以外の所へ相談に行くことを勧めることに抵抗を感じる②。
③	本人が産業保健スタッフや専門医への相談に強く反発、抵抗することがある。

（2）専門家への相談が遅れると

メンタルヘルス不調の兆候が認められる従業員に産業保健スタッフや専門医への相談をさせないでいると、手当てが遅れて本人や周囲の者がつらい思いをするばかりでなく、場合によっては自殺などの事故が発生する危険性が高まり、管理監督者や企業の**安全配慮義務違反**や**注意義務違反**になりかねません。

受診を勧める理由の明示 重要!

メンタルヘルス不調にある者すべてが必ずしも問題の解決を望んでいるわけではなく、問題を抱えた本人は困っていないように見える場合が少なくないため、周囲が問題の解決を望んでいても本人は問題を解決（治療）しようとする意欲に

①管理監督者は、自信をもって受診を勧めよう。

②相談の目的は相談者の抱える問題を解決することで、相談を受けた「自分」が問題の解決を図ることではないから、必要に応じて適切な相談先につなぐことは、管理監督者の重要な役割だよ。

乏しいこともあります。受診に向けた対応は、次の3つです③。

③それぞれの場合の対処法を理解しよう。

①治療を望まない場合 メンタルヘルス不調と思われる理由で正常な労務の提供に支障がある場合は、原則として治療につなげる。
②問題解決の意欲に欠ける者を治療につなげる場合 なぜ受診する必要があるのか、できるだけ具体的・客観的に示したうえで、治療の必要性をきちんと説明する。
③周囲が困っていることを具体的に伝える場合 本人を非難するようないい方にならないように配慮する。本人を心配していることもあわせて伝える。

各所との連携 重要!

（1）産業保健スタッフ等との連携

　労働者から相談を受けて、管理監督者自身が対応が困難な場合、**産業保健スタッフ**等に頼りましょう。産業保健スタッフ等は、事業場外の専門医療機関や相談機関を紹介し、助言・指導をしてくれます。本人を産業保健スタッフや専門家のもとへ相談に行かせることが困難であれば、困っている管理監督者が相談に行き、対応についての助言を得ましょう④。

④本人の前に管理監督者が行くのも大切だよね。

（2）家族との連携

　メンタルヘルス不調により職場が迷惑を被っている、本人の健康状態が心配な状態にもかかわらず、受診を拒否している場合は、**家族**との連携が必要です。

　この場合、できる限り本人の了解を得て対応しなければならず、家族も受診させることに同意しない場合は、原則として強引に受診させることはできないので、**人事労務管理スタッフ**や**産業保健スタッフ**を交えて対応を検討していきます。

（3）事業場外資源との連携

① メンタルヘルス不調を扱う医療機関

精神科 メンタルヘルス科	いずれもメンタルヘルス不調（精神疾患）を扱い、実質的には同じ。
メンタルクリニック	精神科などの診療所の通称。基本的に入院設備はない。
心療内科	基本的には心身症①を扱う。

主治医から治療の見通しや職場での扱いについて助言を得る場合は、本人の同意を得られていることが主治医にわかるようにしておくと、連携がスムーズです②。

② その他の機関

精神保健福祉センター、保健所、産業保健総合支援センター、産業保健総合支援センター地域窓口（地域産業保健センター）

①心身症とは、胃潰瘍、十二指腸潰瘍、本態性高血圧など、心理的要因（精神的ストレスと本人の性格）が大きく関与した身体の病気だよ。第2章**5**で復習しておこう。

②本人の同意が得られていない場合には、守秘義務によりまったく情報が開示されないよ！

試験問題を解いてみよう！

問題1　第26回（第5問[6]）

メンタルヘルス不調が疑われる部下に専門家を紹介することに関する次の記述のうち、<u>不適切なもの</u>を一つ選びなさい。

① 専門家への相談をためらう理由として、メンタルヘルス不調が疑われる部下に対して、管理監督者が部下のメンタルヘルス不調を疑うことに、一種の罪悪感を持つことが挙げられる。（改題）

② メンタルヘルス不調の兆候が認められる従業員に、産業保健スタッフや専門医への相談をさせないでいると、管理監督者や企業による安全配慮義務違反や注意義務違反ともされかねない。（改題）

解答・解説

①：適切
②：適切
③：不適切
原則として治療につなげます。
④：適切

解答1	③

③　周囲が問題解決を望んでいるのに、メンタルヘルス不調であると疑われている本人は困っていない場合は、無理に受診を勧めることが難しいので様子を見る。

④　産業保健スタッフ等は、事業場外の専門医療機関や相談機関を紹介したり、助言や指導をする。（改題）

問題2　**第25回（第5問[7]）**

メンタルヘルス不調者への対応に関する次の記述のうち、不適切なものを一つ選びなさい。

①　管理監督者が専門家への相談をためらう理由の一つに、管理監督者自身が相談者から頼りないとか冷たいと思われたくないために、専門家への相談を勧めることに抵抗を感じるということがある。

②　専門医への受診が必要であるにもかかわらず、本人や家族が受診に同意しない場合は、原則として業務命令で受診させることができるので、受診させる方法について人事労務管理スタッフや産業保健スタッフを交えて検討する。

③　メンタルヘルス不調を取り扱う医療機関には、精神科又は、メンタルヘルス科、メンタルクリニック、心療内科がある。

④　事業場内に管理監督者が相談できる専門家がいない場合は、精神保健福祉センター、保健所、産業保健総合支援センター、産業保健総合支援センター地域窓口が相談に乗ってくれる。

解答・解説

①：適切
②：不適切
この場合は原則として強引に受診させることはできません。
③：適切
④：適切

解答2	②

7	危機対応
頻出度 ★★★	自殺、幻覚妄想状態、躁状態の特徴と対処を押さえましょう。

①緊急の対応が必要なメンタルヘルス不調は、自殺や、他人に危害を加えるおそれがある事例だよ。

🐾 自殺を防ぐ①

（1）危険な兆候

　メンタルヘルス不調者は、うつ病を発症し、自殺に至ってしまう人も少なくありません。メンタルヘルス不調者への対応として、特に次のようなことを言うようになると、自殺の危険が迫っており、注意が必要です。

> ①死にたい
> ②自分なんかいなくなったほうがいい
> ③生きていても仕方がない
> ④頭がパニックになった
> ⑤何も考えられない
> ⑥簡単なことを聞かれても判断できない
> ⑦元の職場に戻れないなら会社を辞めるしかない
> ⑧自殺を試みた②
> ⑨行方不明になった

また、次のような場合にも、自殺の危険性が高まります。

> ①危険な運転をする。
> ②必要な治療を受けない。
> ③飲酒量が増えている。
> ④大きな失敗や職や大切なものを失った。

②自殺を企てた人は直後に繰り返すことが多く自殺のリスクが高いからだよ。

（2）自殺のサインがみられた場合の対処

（**1**）のようなサインがみられたら、次のように対処していきましょう。

①1日でも（1時間でも）早く専門医に受診させ、本人をひとりにさせないようにする。

②本人を**ひとり**で帰宅させてはならず、上司が送り届けるか、家族に迎えに来てもらい、事情を説明したうえで、今夜は本人から目を離さないように頼む。

③翌朝**家族**が付き添い（可能なら**上司**も）、専門医に受診させる。診察にあたる医師には、（本人の目の前でかまわないので）自殺の危険を感じたので受診させたことを伝える。

（3）個人情報の注意

従業員のメンタルヘルス不調にかかわる個人情報を他の者に伝える場合、次の原則、例外に留意しましょう。

原則	本人の了解を得る。
例外	緊急時は、自殺を防止するために本人の了解が得られなくても必要な関係者には情報を伝えてよい。

 原則と例外があることを押さえながら問題を解きましょう。

（4）万が一自殺が発生した場合の対応

人事労務管理スタッフや**産業保健スタッフ**と連携し、今後の対応についてきちんと話し合います。また、遺族に対しては、**人事労務管理スタッフ**と連携[3]のうえ誠実に対応することが望まれます。

③誰と連携して対応するのかが大切だよ。

🐾 幻覚妄想状態

（1）症状

実際にはないものが感覚として感じられる幻覚や、明らかに誤った内容を信じてしまい、訂正しても受け入れられない

妄想の状態になると、正常な判断力を失い事故を起こす危険もあります。できる限り早く精神科を受診させなければなりません。特に幻覚妄想状態でかなり興奮したり、激しくおびえている場合は、深刻な事故の起こる危険が高くなります。

（2）本人が受診を拒否した場合

本人は多くの場合、自らは病気と思わないばかりか、病気とみなされることにも抵抗を感じるので、受診させるのは容易ではありません。まず本人に健康状態が心配で職場も困っていると伝え、慎重に受診を説得しましょう。

本人が受診を拒否する場合は、**家族**の理解を得るよう働きかけていきましょう。職場での状況を説明して、受診の必要性を理解してもらいましょう。幻覚妄想状態では、本人の了解が得られなくても、家族と連絡をとって問題ないケースもあります。家族も本人を説得できず、強引に受診させざるを得ない場合でも、受診させる主体は家族としておきます。会社は、家族だけでは手に負えない場合に家族の要請を受けて職場のものが力を貸したというスタンスであるべきです①。

（3）治療、入院拒否の場合

本人が治療や入院を拒否している場合に、入院してもらうためには、家族等の同意が必要です。これは、精神保健福祉法で規定されています（**医療保護入院**）。

（4）その他の場合

どうしても家族の理解や協力が得られない、家族がいないなどの場合は、本人の居住する地域の**保健所**②に相談しましょう。

🐾 躁状態

（1）症状

躁状態とは、気分が高揚し活動性が高まる状態をいいます（2章**4**参照）。具体的には、次のような症状があります。

①職場の者だけで強引に受診させると、後で本人や家族と職場との間に感情的なしこりが残るおそれがあるよ。

②保健所でも相談にのってくれるんだね。

症状	具体例
気分の高揚	幸せな気分。陽気。気持ちの高ぶり。
開放的・社交的③	誰にでも気軽に話しかける。古い友人に接触する。
易怒性	ちょっとしたことでイライラする。怒りっぽい。
睡眠欲求の減退	眠くならない。眠らなくても疲れない。
会話心迫	多弁で声が大きい。 早口でしゃべり出したら止まらない。
観念奔逸・注意散漫	話題が飛ぶ。関心の対象が次々変わる。
見境のない熱中	夜中や早朝に電話する。 非常識な目標達成のために熱中する。
楽天的・軽率な判断	多くの浪費をする。逸脱した行動をとる。

（出所：公式テキストP.256）

③「開放的→閉鎖的」「社交的→非社交的」の入れ替えに気をつけよう！

（2）受診への説得 重要!

　受診を説得する場合は、現状が本来の本人の状態ではないこと、周囲が迷惑を被っていること、現状を放置すると後々本人が後悔することになるなどを説明します。

　本人の納得が得られず、強引に受診させなければならない場合は、先ほどの幻覚妄想状態のときと同様に、**家族の責任**で受診させるようにします。

（3）受診時の注意点

　医師の適切な診断を得るために、必要に応じて上司が同伴したり、産業医を通じて診察する医師に職場などでの状況を伝えます。

　職場で深刻なトラブルを起こし、勤務に耐えられないと判断される場合は、家族と主治医に状況を伝え、休業（または入院）を検討するように依頼しましょう。

（4）経過について

　躁状態は、いったん改善しても、再びうつ病や躁状態を呈する場合が少なくありません。うつ状態や躁状態の兆候がみられたら、家族や主治医と連携して適切な治療が受けられるようにすることが重要です④。

④改善後の対応は大事だよ！

試験問題を解いてみよう！

問題1 第24回（第5問 [8]）

危機対応に関する次の記述のうち、不適切なものを一つ選びなさい。

① 自殺のサインが見られる場合の対処の基本は、1日でも早く専門医に受診させ、それまでの間、本人をひとりにしないことである。

② 万一自殺が発生した場合は、人事労務管理スタッフが遺族に対応することが最も優先されることであり、管理監督者は関わらないことが必要である。

③ 幻覚妄想状態の労働者の家族が本人を説得しきれず、強引に受診させざるを得ない場合であっても、あくまでも受診させる主体は家族であり、家族だけでは手におえないので、家族の要請を受けて職場の者が力を貸したという形をとるべきである。

④ 本人が治療（入院）を拒否しているケースを入院させるには、家族等の同意が必要なことが、精神保健福祉法による医療保護入院として法律で規定されている。

解答・解説

①：適切
②：不適切
人事労務管理スタッフや産業保健スタッフと連携し、今後の対応について話し合います。
③：適切
④：適切

| 解答1 | ② |

問題2 第27回（第5問 [8]）

自殺の危険性を示すサインに関する次の記述のうち、不適切なものを一つ選びなさい。（改題）

① 「死にたい」と口にしているうちは自殺の危険性は低い。

② 危険な運転をしたり、必要な治療を受けないなど、安全や健康を保てない場合は自殺の危険性がある。

③ 飲酒量が増えているときは、自殺の危険性が高まる。

④ 大きな失敗をしたり、職や大切なものを失ったあとは、自殺の危険性が高まる。

解答・解説

①：不適切
危険が迫っていて注意が必要です。
②：適切
③：適切
④：適切

| 解答2 | ① |

問題3 **第30回（第5問 [8]）**

危機対応に関する次のA〜Dの記述のうち、正しいもの（○）と誤っているもの（×）の組合せとして、適切なものを一つ選びなさい。

A．本人が「何も考えられない」「簡単なことを聞かれても判断できない」などの強い困惑状態を示す場合は、自殺のサインと捉えて早めに専門医に受診させることが求められる。

B．自殺の危険を感じたとしても、本人が自身のメンタルヘルス不調にかかわる個人情報を他の人に伝えることを拒否した場合、上司はその内容を他者に伝えることはできない。

C．躁状態で気分が高揚し対応に困る事例において、本人が受診を拒み、強引に受診させざるを得ない場合は、家族の同意よりも優先して職場の上司の責任において受診させることが重要である。

D．過去にうつ状態になったことのある人が、本来のその人よりも元気がよすぎる状態を見せたが、特に目立ったトラブルが起きていなかったため、そのまま様子を見ることにした。

① （A）○ （B）○ （C）○ （D）×
② （A）○ （B）○ （C）× （D）○
③ （A）○ （B）× （C）× （D）×
④ （A）× （B）× （C）○ （D）×

解答・解説

A：○
B：×
例外として緊急時は本人の了解がなくても、他者に個人情報を伝えてもいいです。
C：×
「家族の責任」で受診させます。
D：×
うつ状態の兆候がみられたら、家族や主治医と連携して適切な治療が受けられるようにするのが重要です。

解答3	③

社内外資源との連携

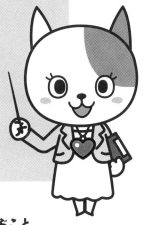

●✦ **この章で学ぶこと**

メンタルヘルスケアに必要な社内資源と社外資源について学んでいきます。各資源の内容や役割を理解しながら進めていきましょう。また、医療機関については選び方や受診のポイントを押さえていきます。

◆ **試験の特徴**

- 出題数は6/50問
- 重要! 部分は繰り返し出題される傾向があり、出るところと出ないところがハッキリしています。
- 外部資源は数多くあり、比較した問題も（入れ替え、引っかけ）あるので、それぞれの特徴を比較しながら取り組みましょう。

1 社内資源（産業保健スタッフ）

頻出度
★★★

社内資源にはどのようなものがあり、どのような役割があるかを理解していきましょう。

産業医

（1）労働安全衛生法における産業医の選任① 重要!

事業場の規模（常時使用労働者数）	産業医
50人以上②	選任義務
1,000人以上（一部有害業務は500人以上）	専属の選任義務

（2）産業医の職務③ 重要!

過重労働による健康障害の防止やメンタルヘルス対策が重要になっていくにつれ、産業医の役割も増加しています。

産業医は、**労働安全衛生法**に基づく労働者の健康保持のために、労働者の作業環境や作業管理、健康管理に関して医療専門家の立場から、企業に対して**助言・指導**を行う医者です。

具体的には、事業場の健康管理対策の助言、**長時間労働者やストレスチェック制度に基づく高ストレス者への面接指導**、健康診断の結果に基づく措置、安全衛生委員会への出席、衛生教育、職場巡視、事業場外資源との連絡調整などを行っています。また、休職者が復職する際の判断や就業上の配慮に関する意見もします。

（3）産業医への情報提供と権限

産業医については、2017年と2019年に次のような改正が行われています。

① 事業者が産業医に提供する情報（2017年改正）

事業者は、産業医が必要な措置を講ずるために、次のi、iiの情報を産業医に提供することとされました。

①未選任の場合は罰則があるよ!

②50人未満の事業場は、選任義務はないけど、産業医を選任してもいいよ。

③産業医の職務の内容は労働安全衛生規則に規定されているよ!

i	健康診断の事後措置に必要な労働者の業務情報
ii	長時間労働者の情報

産業医は、労働者の健康を確保するために必要があると認めるときは、事業者に対し、労働者の健康管理等について必要な勧告をすることができます。

② 産業医の権限強化（2019年改正）

事業者は、産業医に対して次のi〜iiiを行う権限を与えることとされました。

i	事業者または総括安全衛生管理者に対して意見を述べる
ii	労働者の健康管理等を実施するために必要な情報を労働者から収集する
iii	労働者の健康を確保するため緊急の必要がある場合は、労働者に対して必要な措置をとるように指示する

（4）産業医の役割

産業医の役割は、メンタルヘルスに関する**病態のアセスメント**と**業務遂行力**に関するアセスメントを行うことです。具体例として、次のものがあります。

① メンタルヘルス対策の企画や実施、助言指導
② 医療の専門家としての病態のアセスメント④

- メンタルヘルス不調により休業していた労働者が復職を申し出たときの復職に関するアセスメント（復職診断）の実施
- メンタルヘルス不調の状態にある労働者の病態が悪化しないように事業者に就業上の配慮を提案
- 専門治療に導く必要があるかどうかのアセスメント⑤

③ 休職者に対する復職面談
④ ストレスチェック制度に基づく高ストレス者の面接・指導

労働安全衛生法において、長時間労働を行う労働者やストレスチェック制度に基づく高ストレス者に対して医師による**面接指導**⑥が義務づけられています。産業医は、このような労働者に対して面談を行ったり、うつ病などのメンタルヘルス不調を含めたアセスメントやストレスに対する

④産業医はお医者さんだけど「治療」はしないんだよ!

⑤休みや遅刻が増える、業務効率の低下等の事例性（平均的行動とのズレ）がある場合だよ。

⑥「健康診断」の実施義務じゃないので気をつけよう。

対処法の指導を行います。

⑤　**過重労働者面談**

⑥　**就業上の配慮に関する意見**

⑦　**外部医療機関（主治医）との情報交換**

　メンタルヘルス不調の労働者は、会社の外の医療機関で治療をしており、健康配慮義務をより適正に行っていくためには、主治医からの情報提供を受けたり、社内状況の情報を主治医に提供して、治療に反映するなどの連携①が望まれます（同じ医師である産業医が担い、治療経過や回復の程度や治療内容、今後の見通しや就労についての注意事項といった詳細な情報交換を行う）。

⑧　**職場環境の改善提案**

　個別の事例に対応するだけでなく、**職場巡視**や様々なストレス要因に関する調査票やストレスチェック結果に基づく集団分析などを利用し、職場を対象にストレス要因の把握や、職場環境の改善提案を行い、メンタルヘルス不調者の発生を低減させます。

⑨　**メンタルヘルスに関する個人情報の保護**

①連携が大事なんだね。

②比較しながら違いをしっかり覚えておこう。

■事業場内産業保健スタッフの選任義務まとめ②

	常時使用の労働者の人数	選任義務	罰則規定
産業医	50人以上 1,000人以上（有害500人以上）→専属	○	○
保健師、看護師	×	×	×
衛生管理者	50人以上	○	○
衛生推進者 （安全衛生推進者）	10人以上50人未満	○	×

保健師、人事労務管理スタッフ、衛生管理者

保健師 重要!	①保健師の役割は、保健指導、健康相談、健康教育、疾病予防の4つである。 ②メンタルヘルス不調者の早期発見・フォローアップ・相談窓口、産業医との連携、人事労務管理スタッフや管理監督者との連携、メンタルヘルス対策の企画・教育③、ストレスチェック制度の実施者 ③診断はできないが、メンタルヘルス不調者の早期発見、メンタルヘルス不調者のフォローアップ、労働者や管理監督者の相談窓口になる。 ④メンタルヘルス不調が疑われる、病態が悪化している場合は、産業医と相談し、面談につなげる。 ⑤産業医が必要な就業上の措置を判断したうえで、保健師が人事労務管理スタッフや管理監督者と調整をとる役割を担う。
人事労務管理スタッフ	①人事労務管理スタッフは、メンタルヘルス対策ではその一翼を担うことに自覚をもって対応する。 ②人事労務管理スタッフの役割は、メンタルヘルス不調者の早期の気づき④、健康配慮義務を果たすための労務管理・人事管理、人事労務施策〔キャリア形成や外部EAP（従業員支援プログラム）機関との提携、労働時間等の労働条件の改善や適正配置〕である。 ③勤務管理において遅刻や欠勤が目立つようになった場合に、メンタルヘルス不調者の早期発見につなげるために以下の点を意識する。 ・産業医や産業保健スタッフにつなげる。 ・時間外労働が多い部署に、メンタルヘルス不調が起きていないかを確認する。
衛生管理者⑤	①衛生管理者の役割 ・産業医等の助言指導を踏まえたメンタルヘルス教育研修の企画や実施 ・職場環境等の評価と改善 ・心の健康に関する相談ができる雰囲気や体制づくり ・メンタルヘルス不調者の早期の気づき ・メンタルヘルスケアの支援 ・関係各署との連携 ②メンタルヘルス対策の計画に基づき教育研修を実施、メンタルヘルス対策の実施に際し、産業医や保健師と連携する。 ③メンタルヘルス不調が疑われる労働者がいた場合、産業医や保健師に相談して早期に対応してもらい、また、医療者が会社の中にいない場合は、人事労務管理スタッフと連携をとり、必要に応じて事業場外資源との連絡調整にあたる。 ④ストレスチェック制度の実務担当者となるのが望ましく、労働者の解雇に関して直接の権限をもつ監督的地位のある人を指名できる。

③産業医と連携してメンタルヘルス教育を実施したり対策を企画することもあるよ！

④「治療」ではないよ。

⑤衛生管理者は、事業場の規模により、一定の人数が選任されるよ！

①厚生労働省が推進するトータル・ヘルスプロモーション・プラン（心とからだの健康づくり）だよ（2章4を参照）。

②これらをまとめて心理職というよ。心理職は、大学院まで心理学を専攻して取得できる資格から、任意団体の資格など、その知識と経験にはかなり幅があるよ！

🐾 その他の産業保健スタッフ

公認心理師（国家資格者）、臨床心理士（日本臨床心理士資格認定協会の認定資格）、産業カウンセラー（日本産業カウンセラー協会の認定資格）、THP①における心理相談担当者などがいます②。

また、他の産業保健スタッフと協力しながら、次のような役割が期待されています。

- メンタルヘルス教育研修の企画・実施
- 職場環境等の評価と改善
- 労働者や管理監督者からの専門的な相談対応や助言

試験問題を解いてみよう！

問題1 予想問題

事業場内産業保健スタッフに関する次の記述のうち、不適切なものを一つ選びなさい。

① 常時1,000人（一部有害業務は50人）以上の労働者を使用する事業所は専属の産業医の選任義務がある。

② 衛生管理者は、ストレスチェック制度における実務担当者になることが望ましく、実施事務従事者と異なり、労働者の解雇等に関して直接の権限をもつ監督的地位のある人も指名することができる。

③ 保健師は、保健指導や健康相談、健康教育、疾病予防などをすることが役割である。

④ 保健師は、産業医が必要な就業上の措置を判断したうえで、人事労務管理スタッフや管理監督者と調整をとる役割を担う。

解答・解説

①：不適切
一部有害業務は500人以上です。
②：適切
③：適切
④：適切

解答1 ①

問題2 **第26回（第6問[1]）**

社内の資源（スタッフ）に関する次のA〜Dの記述のうち、正しいもの（○）と誤っているもの（×）の組合せとして、適切なものを一つ選びなさい。

A．保健師はメンタルヘルス不調の疑いがある従業員と面接し、病気を早期に診断することができ、早期に産業医面談につなげることが期待される。

B．産業医は医療の専門家として、従業員の健康を守るために事業主に対して指示し、就業上の配慮を決定する立場にある。

C．常時、400人の正社員と450人の契約社員と180人の長期アルバイトを使用する事業場において、事業者は労働安全衛生法などに基づき、専属産業医を選任する必要がある。

D．衛生管理者は事業場の規模によらず、必ず1人が選任されなければならない。

① (A) ○ (B) × (C) ○ (D) ○
② (A) × (B) ○ (C) × (D) ×
③ (A) ○ (B) ○ (C) × (D) ○
④ (A) × (B) × (C) ○ (D) ×

解答・解説

A：×
保健師は「診断」はできません。
B：×
産業医は、就業上の配慮を「決定」するのではなく「意見」をする立場にあります。
C：○
D：×
衛生管理者は、常時使用の労働者数が50人以上の規模の場合に選任義務があります。

| 解答2 | ④ |

問題3 **予想問題**

保健師の役割に関する次の記述のうち、不適切なものを一つ選びなさい。

① ストレスチェック制度の実施者。
② 産業医、人事労務管理スタッフや管理監督者との連携。
③ メンタルヘルス対策の企画・教育。
④ メンタルヘルス不調者の診断。

解答・解説

①：適切
②：適切
③：適切
④：不適切
診断はできません。

| 解答3 | ④ |

産業医やその他の事業場内産業保健スタッフに関する次のA〜Dの記述のうち、正しいもの（○）と誤っているもの（×）の組合せとして、適切なものを一つ選びなさい。

A．事業場内産業保健スタッフ等は、産業医、保健師、臨床心理士や産業カウンセラー、THP（トータル・ヘルス・プロモーション・プラン）における心理相談担当者、衛生管理者等であり、人事労務管理スタッフは含まれない。

B．衛生管理者は事業場の規模により一定の人数が選任される。

C．メンタルヘルス不調者の復職にあたって、職場の上司は主治医にアプローチする際に警戒されること等があるため、産業医が主治医と治療経過や回復の程度、今後の見通しなど詳細な情報交換を行い、社内制度と照らし合わせて必要な健康情報を整理し、上司に健康配慮事項を助言するとともに、復職を決定する。

D．労働安全衛生法において、長時間労働を行う労働者やストレスチェック制度に基づく高ストレス者に対する面接指導は、産業医の職務の一つとされている。

① (A) ○　(B) ×　(C) ○　(D) ○
② (A) ×　(B) ○　(C) ×　(D) ×
③ (A) ○　(B) ×　(C) ○　(D) ×
④ (A) ×　(B) ○　(C) ×　(D) ○

解答・解説

A：×
人事労務管理スタッフも含まれます。
B：○
C：×
復職を決定するのは「事業者」です。
D．○

| 解答4 | ④ |

2 社外資源

社外資源には、どのようなものがあるのか、各資源の役割を理解しよう。

事業場が抱える問題や求めるサービスに応じて、メンタルヘルスケアに関し専門的な知識を有する各種の**事業場外資源**の支援を活用することが有効です。

🐾 行政機関

労働基準監督署・労働局	心の健康づくり・メンタルヘルス対策の基本的な情報発信や指導、相談窓口を設けているところもある。
保健所	①地域単位での保健活動の活動拠点で、都道府県、政令指定都市、中核市、その他指定された市または特別区に設置されている①。 ②地域住民の精神保健の相談、訪問指導を行う。 ③以下のような相談に対応している。 　心の健康相談、診療を受けるにあたっての相談、アルコールや認知症の相談、社会復帰への相談②、思春期や青年期の問題への相談。 ④複雑困難なケースは精神保健福祉センターに紹介し、あるいは協力を得て対応する。
保健センター	市町村単位で設置されている①

🐾 労働安全衛生分野の機関 （重要!）

中央労働災害防止協会	①労働災害防止団体法③に基づき設立された。 ②事業者の自主的な労働災害防止活動の促進を通じて、安全衛生の向上を図り、労働災害の防止を目指すことを目的としている。 ③教育、研修、ストレスチェックなど様々な支援を有償で行っている。 ④情報提供、意識向上の運動、コンサルティング、教育研修も行っている。
産業保健総合支援センター	①独立行政法人労働者健康安全機構が、全国47都道府県に設置している。 ②産業医、産業看護職、衛生管理者などの産業保健スタッフを支援し、事業者等に対して職場の健康管理への啓発を行うことを目的としている。 ③地域窓口も設置され、50人未満の事業場とその従業員に、メンタルヘルス相談、無料④の産業保健サービスを提供している。 ④窓口相談では、メンタルヘルス・カウンセリング専門家を配置し相談に対応している⑤。

①保健所と、保健センターの設置されている単位を比較してね。

②「職場復帰」じゃないよ。

③「労働安全衛生法」じゃないよ!

④有料じゃないよ!

⑤職場のメンタルヘルスや職場のカウンセリングの進め方などの事業場からの相談に対応しているよ。

🐾 メンタルヘルス対策の役割を担った機関

いのち支える 自殺対策推進 センター	①自殺対策について先進的な取り組みに関する情報収集、整理および提供を行う。 ②地域の状況に応じた自殺対策の策定、実施につき地方公共団体に助言、援助を行う。 ③自殺対策について地方公共団体の職員、自殺対策活動を行う民間団体の職員への研修を行う。
精神保健福祉 センター 	①精神保健福祉法に基づき、各都道府県、政令指定都市に設置している。 ②精神保健及び精神障害者の福祉に関する知識の普及を図り、及び調査研究を行う。 ③精神保健及び精神障害者の福祉に関する相談や指導のうち複雑又は困難なものを行う①。 ④活動内容② • 精神保健福祉相談 • 技術援助 • 組織づくりの支援 • 広報普及活動 各センターによって • 調査研究 活動内容は若干異なる。 • デイケア • 教育研修
勤労者メンタル ヘルスセンター③ 	①労災病院の一部で設置。 ②活動内容 • ストレス関連疾患の診療や相談 • メンタルヘルスに関する研究 • 勤労者、医療従事者を対象とした講習、研修 • ストレスドック、リラクゼーション部門の開設
地域障害者 職業センター③ 重要!	①各都道府県に設置されており、地域密着型のサービスを提供している（内容は地域により異なる）。 ②うつ病で休職している従業員が職場復帰する際、リハビリテーションを受けることができる。 ③職場復帰支援（リワーク支援）や、ジョブコーチ④による支援をうけることができる。
こころの耳⑤ 重要!	こころの耳電話相談、こころの耳SNS相談、こころの耳メール相談では、所定の訓練を受けた産業カウンセラーが、過重労働による健康障害の防止対策、メンタルヘルス不調やストレスチェック制度に関して労働者やその家族、企業の人事労務担当者からの相談を受ける

①保健所との違いに注意しよう！

②心の病をもつ人の自立と社会復帰のための指導、援助や、地域の保健所や関係諸機関との連携も行っているよ。

③勤労者メンタルヘルスセンターと地域障害者職業センターは、比較して押さえよう。

④職場適応援助者のことだよ。

⑤厚生労働省の働く人のメンタルヘルスポータルサイトのことだよ！

Point　重要!部分は、繰り返し出題されています。各機関の内容をしっかり覚えましょう。

214

🐾 健康保険組合 [重要!]

役割	健康保険法⑥に基づき、保険給付を行うほか、被保険者や被扶養者の健康の保持増進のために必要な事業（①健康教育、②健康相談、③健康診断など）を行うよう努める。
サービス	直接あるいはEAP機関と連携して、以下のことを実施 • 電話相談や面談を各個人に実施 • ラインによるケアの教育 • セルフケア教育

🐾 外部 EAP 機関 [重要!]

EAP機関とは⑦	従業員支援プログラム（Employee Assistance Program）の略称で以下の2つがある。 ①内部EAP…事業所内のスタッフがサービスを行う。 ②外部EAP…事業所外からサービスを提供する。
サービス⑧	企業→職場組織が生産性に関連する問題を討議する。 社員→仕事上のパフォーマンスに影響を与える様々な個人的な問題（健康、結婚、家族、家計、アルコール、ドラッグ、法律、情緒、ストレス等）を見つけ、解決する。
成り立ち	①1940年代 アルコール依存者のケア活動として米国でスタート。 ②1980年代以降 身体的問題、心理的問題、行動上の問題、家庭問題、経済問題も同様に包括して対応するようになった。
特徴	①事業場のニーズに合った継続的・システム的な支援を提供できる。 ②外部機関とその相談窓口の利用は各従業員にとって個人情報の人事・処遇への影響懸案を払拭できる。 ③既存の専門医療機関との連携、専門性の高いメンタルヘルスサービスの提供。
対象者	労働者、その家族、家族と認められる者、組織のリーダー、組織全体
EAP機関が提供する機能⑪	①労働者の心の健康問題に関する評価⑨ ②組織に対する職業性ストレスの評価やコンサルテーション ③労働者の抱える問題に対する適切な医療機関や相談機関への紹介とフォロー ④管理監督者や人事労務管理スタッフの問題対処方法やEAPの適切な利用に関するコンサルテーション ⑤従業員やその家族、管理監督者、人事労務管理スタッフ⑩に対するメンタルヘルス教育、EAP利用方法の教育 ⑥健康問題を生じる可能性がある危機への介入 ⑦事業場内産業保健スタッフへのメンタルヘルス対策の教育

⑥「労働安全衛生法」じゃないよ。

⑦内部と外部の定義を押さえよう。

⑧サービスの内容を比較しよう。

⑨診断、治療じゃないよ。

⑩「労働組合」「経営者」じゃないよ。

⑪事業所内に産業保健スタッフが不十分でも、外部EAP機関に委託することができるよ！

> **Point** EAP機関については、企業と社員のサービス内容の引っかけがよく出るので、気をつけましょう。

🐾 民間の窓口

いのちの電話	多くの都道府県にセンターがある。無料で電話相談、インターネット相談などができる。
働く人の悩みホットライン **重要!**	一般社団法人日本産業カウンセラー協会①が実施している無料の電話相談。

①「経済産業省」じゃないよ！

🐾 インターネット上の情報

「みんなのメンタルヘルス総合サイト」「こころもメンテしよう～若者を支えるメンタルヘルスサイト～」	情報発信し、知識を学ぶことができる。
厚生労働省自殺対策推進室支援情報検索サイト	相談窓口を検索できる。支援情報のサイトの情報が集められる。

試験問題を解いてみよう！

問題1 第24回（第6問[4]）

EAP（従業員支援プログラム）に関する次の記述のうち、適切なものを一つ選びなさい。（改題）

① EAP は Economy Assistance Program の略称で、企業に対しては、職場組織の生産性に関する問題を提議することを援助する。

② EAP は、1940 年代に米国において総合失調症の従業員をケアする活動から始まったとされている。

③ EAP 機関の特徴は、事業場のニーズにあった継続的・システム的な支援を提供できることである。（改題）

④ EAP を利用できるのは労働者のみであり、その家族や組織のリーダーなどは含まれない。

解答・解説

①：不適切
「Economy」ではなく「Employee」です。
②：不適切
「統合失調症」ではなく「アルコール依存者」です。
③：適切
④：不適切
「労働者の家族、家族と認められる者、組織のリーダー、組織全体」も含まれます。

| 解答1 | ③ |

問題2 予想問題

次の記述のうち、不適切なものを一つ選びなさい。

① 精神保健福祉センターは、精神保健福祉法に基づき、各都道府県、政令指定都市に設置されている。

② 勤労者メンタルヘルスセンターは、労災病院の一部に設置され、ストレス関連疾患の診療や相談、メンタルヘルスに関する研究や講習を行っている。

③ こころの耳メール相談では、訓練を受けた産業カウンセラーが相談を受ける。

④ 健康保険組合は、労働安全衛生法に基づき、EAP機関と連携して電話相談、面談、教育等を行っている。

解答・解説

①：適切
②：適切
③：適切
④：不適切
「労働安全衛生法」ではなく「健康保険法」です。

解答2 ④

問題3 第27回（第6問[2]）

事業場外資源とその役割に関する次の記述のうち、不適切なものを一つ選びなさい。

① 労働基準監督署や労働局では、心の健康づくり・メンタルヘルス対策の基本的な情報発信や指導を行うとともに、相談窓口を設けているところもある。

② 中央労働災害防止協会は、労働災害防止団体法に基づき設立され、情報提供、意識向上の運動、コンサルティング、教育研修など様々な支援を行っている。

③ 産業保健総合支援センターは、全国47都道府県に設置されており、専門家を配置して、メンタルヘルス全般の取組に関しての相談に対応している。また、地域窓口（地域産業保健センター）も設置され、主に50人未満の事業場とその従業員を対象に有料で産業保健サービスを提供している。

④ 地域障害者職業センターでは、休職中の精神障害者を対象に職場復帰（リワーク）支援を実施したり、職場にジョブコーチを派遣して、職場に適応できるよう支援したりしている。

解答・解説

①：適切
②：適切
③：不適切
「有料」ではなく「無料」の産業保健サービスを提供しています。
④：適切

解答3 ③

3 医療機関の種類と選び方

頻出度 ★★★

実際の治療について、心に関する様々な疾患を扱う医療機関と利用方法について理解していきましょう。

🐾 精神科・心療内科の違い 重要!

精神科、心療内科は心にかかわる疾患を扱いますが、次のような違いがあります①。

	症状
精神科	精神の症状・疾患（精神疾患）として現れるものを扱う。
心療内科	心理的な要因で、症状が主に身体の症状として現れるものを扱う。

精神科とあると、受診に抵抗を感じる人も多いので、精神科であっても心療内科と標榜していることがあります。また、①身体の症状が主にある場合、②内科やその他の診療科を受診しても異常がない場合、③改善が思わしくない場合は、心療内科を選択します。

うつ病は、精神疾患に属するもので、精神科で診てもらうものですが、身体症状が中心的に出てくることもあり、心療内科でも診てもらうことができます②。

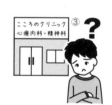

🐾 科と医師と疾患の関係 重要!

疾患	神経内科	精神科	心療内科	内科・外科など
	神経内科医	精神科医	心療内科医	内科医・外科医など
脳血管障害	○			
神経の病気	○	○		
認知症	○	○		
アルコール依存症 統合失調症		○	○	
気分障害 神経症性障害		○	○	○
心身症			○	○	○
身体疾患				○	○

（出所：公式テキストP.274）

①精神科と心療内科の違いを理解しよう。

②メンタルヘルス不調の場合は、2、3回の受診で終わることはほとんどないよ！ 通院継続が可能なところを選ぼうね。

③「診療所」は、患者の入院施設がない、または、19人以下の入院施設があるもので、「クリニック」のことだよ。

各疾患は○科、○医になるのかしっかり覚えよう。特に複数にまたがっている疾患には要注意です。

🐾 受診を決めるポイント

（**1**）日常の観察から「**いつもと違う様子**」に気づき、話を聴くことになりますが、管理監督者に疾病があるかどうかの判断を求めるものではありません。

（**2**）精神疾患では症状が重くなるほど本人の病気であるという意識（病識）が乏しくなり、受診することに抵抗するようになる傾向があるので、早期に対応することが大切です。

（**3**）管理監督者からの勧めや産業保健スタッフの勧めでも受診しない場合は、家族に対して職場での状況を説明し、受診を勧めてもらいましょう。

（**4**）次のような場合は受診を勧めましょう。

- 「いつもと違う様子」などの不調が週単位で継続
- 面談した時に本人が必要以上に自分を責めていた
- 考えがまとまらない、集中力がなく決断がつかず業務を続けること自体が困難

🐾 治療④

（**1**）うつ病の治療方法⑤

休養	—
薬物療法	抗うつ薬、抗不安薬、睡眠剤、抗精神病薬、気分安定剤
心理療法・精神療法	認知行動療法、精神分析、自立訓練法、交流分析、家族療法
その他	電撃療法⑥、磁気刺激治療⑦、高照度光療法⑧、断眠療法⑨

① 休養

エネルギーを十分に蓄える必要があるので、どの程度、どのくらいの期間、十分な休養をとるかはそれぞれの病気の程度によっても異なります。

他の人の迷惑になる、休むことへの罪悪感、居場所がなくなるのではないかという不安が休業の妨げになります。

④うつ病の治療は、第一に休養、第二に薬物療法、さらに心理療法・精神療法などが用いられるよ。

⑤特に抗うつ薬、認知行動療法をしっかり押さえていこう。

⑥頭部に通電することで、人為的にけいれん発作をおこさせることだよ。

⑦頭の外側から大脳を局所的に刺激する治療だよ。

⑧生活リズムの同調因子として重要な光を用いることだよ。

⑨うつ病患者が夜間眠らないことでうつ症状が急速に改善するものだよ。

①抗うつ薬は脳内の神経伝達物質の働きを回復させる薬だよ。

②このほかにもセロトニン遮断再取り込み阻害薬（SARI）、セロトニン再取り込み阻害・セロトニン受容体調節薬（S-RIM）などがあるよ！

③効果がなくても薬は変えずに増量だよ。他の疾患の治療に比べて、効果が出るのがゆっくりだよ。

④後じゃないから気をつけよう！効果が出るのはゆっくりなんだね。

⑤良くなってもすぐ薬をやめたらダメだよ！

管理監督者は、不安の除去、業務量を減らす、引き継ぎ等の対応をし、**「休むことが今の仕事」**と伝えることも必要となります。

② 薬物療法

うつ病、不安障害は単なる「疲れ」「気の持ちよう」ではなく、脳の生理学的・機能的な不全状態、病気であり、脳内の神経伝達物質の働きを回復させる効果のある薬が必要な状態です。周囲からの**「いつまでも薬に頼るな」**との声が、治療の妨げにならないようにする必要があります。

薬物	特徴		
抗うつ薬①②	飲み方 2週間〜4週間 → **効果** あり→継続 なし→増量して2〜4週間③ → **効果** あり→継続 なし→変更		
	有効な作用が得られる前④に副作用が出現することがある。再発を防ぐために、病気の状態が良くなってからも、半年、1年という長期の継続が必要⑤。		
	三環系 四環系	眠気、眼のかすみ、口の渇き、動悸、便秘、排尿困難、立ちくらみなどの副作用がおき、三環系の方が副作用は強く出る。	
	SSRI SNRI NaSSA	①副作用が少なく使いやすいが、吐き気などの消化器症状がみられることもある。②軽症や中等度のうつ病の第一選択剤とされ、精神科医以外でも用いられる。③SSRIは肝臓のある酵素で代謝されるため、ある種の薬剤との併用ができない。	
	スルピリド	少量➡潰瘍の治療薬 大量➡統合失調症の治療薬	
抗不安薬	うつ病で不安の強い場合、抗うつ剤の効果が出てくるまでの期間に抗うつ薬と合わせて使用される。		
睡眠剤	①生活リズムを確立するためにも十分な睡眠をとることが大切なので、睡眠剤が使われることがある。②抗不安薬と同様の作用のものや睡眠や覚醒に影響する体内の物質の作用調整を図るものがある。③うつ病の状態が改善すると、睡眠障害も改善するので、状態にあわせて調整する。		
抗精神病薬	幻覚や妄想の精神症状を伴ううつ病、不安や焦燥感が前面に出て落ち着きなく動き回るうつ病に使用される。		
気分安定剤	①うつと躁状態を繰り返す双極性障害や抗うつ剤だけでは効かないうつ病に使用される。②リチウム、抗てんかん剤・いくつかの抗精神薬がある。		

※SSRI、SNRI、他の抗うつ薬は、パニック障害、強迫性障害、PTSD（心的外傷後ストレス障害）、摂食障害などにも使用される。

③ 心理療法、精神療法

　治療開始当初はつらい気持ちを受け止め、改善を保証し、治療が継続できるように支えるという支持的な意味合いが強くあります。休養や薬で症状が落ち着いてからうつ病に対しての精神療法を行っていきます。

　認知行動療法は、**うつ病**や不安障害（パニック障害、社交不安障害、心的外傷後ストレス障害、強迫性障害など）、**不眠症**、摂食障害、統合失調症に用いられます。認知行動療法とは、以下のようなものの考え方、受け止め方（認知）のゆがみを戻していく治療です。

> • **全か無かの思考**　　• 破局的なものの見方
> • **過度の一般化**⑥
> • ポジティブな面の否認　　• ○○すべきという思考

⑥たったひとつ又は一部のネガティブな出来事が基準となって、すべてを同じようにネガティブに考えてしまうことだよ。

（2）治療形態（外来治療・入院治療）

① 外来治療

　最初は、1～2週間に一度の通院をしながら薬の調整をします。

② 入院治療を必要とする場合⑦

医学的に入院が必要なケース
• 自殺のおそれがあり、危険性が高く、家族と同居していても防ぎきれない
• 重度のうつ病で食事も十分にとれず身体的な管理が必要
• 焦燥感、不安感が強くて不安定
自傷他害のおそれが強い
社会的信頼を失うおそれがある
ひとり暮らしのため衣食など日常生活、生活リズムを保つことが困難

⑦具体例をしっかり覚えよう。

③　自宅で療養するのが家庭の状況で休養にならない、家にいると仕事が気になる場合は、気持ちを切り替えて療養・休養に専念するために入院を考えてもよいでしょう。

④　服薬中はアルコールを避けることが望まれますが、飲酒行動にも問題があるときは、入院している期間は確実に禁酒できるというメリットがあります。

（3）職場復帰にあたって 重要!

　職場復帰の目的で、**認知行動療法、作業療法、リハビリテーション**等が医療機関でプログラムとして構築されるようになりました。職場復帰を目的とした**リワーク・プログラム**は、**地域障害者職業センター**のほか、民間医療機関でも実施している機関が増えており、**個人プログラム、集団プログラム**などを組み合わせて実施されています。復職後の就労継続期間を指標とした比較では、リワーク・プログラムを受けた人たちの予後が**良好**です。

試験問題を解いてみよう！

問題1 **第24回（第6問[6]）**

　疾患と医師の専門性に関する次の組合せのうち、不適切なものを一つだけ選びなさい。

① 認知症 　　　　　　　 ― 　神経内科医

② アルコール依存症 　 ― 　心療内科医

③ 気分障害 　　　　　　 ― 　心療内科医

④ 心身症 　　　　　　　 ― 　精神科医

解答・解説

○科、○医のどちらで問われているか、問題文をしっかり読みましょう。
①：適切
②：不適切
アルコール依存症は精神科医です。
③：適切
④：適切

| 解答1 | ② |

問題2 第25回（第6問［6］）

うつ病患者の考え方の特徴や、うつ病に対する認知行動療法に関する次の記述のうち、<u>不適切なもの</u>を一つ選びなさい。

① うつ病で認める思考の一つに「全か無かの思考」がある。

② うつ病で認める思考の一つに「過度の一般化」がある。

③ 認知行動療法は、ものの考え方、受け止め方のゆがみを戻していこうという治療法である。

④ うつ病で正しい判断が十分にできないときには、自分の性格を深く考えさせることが重要である。

解答・解説

①：適切
②：適切
③：適切
④：不適切
ものの考え方や受け止め方（認知）のゆがみを戻す認知行動療法が用いられます。

| 解答2 | ④ |

問題3 第26回（第6問［4］）

リワーク・プログラムに関する次の記述のうち、<u>不適切なもの</u>を一つ選びなさい。

① 認知行動療法、作業療法、リハビリテーションなどが実施される。

② 個人プログラムだけではなく、集団プログラムも行われる。

③ リワーク・プログラムは、医療機関（公的及び民間）のみで行われている。

④ 復職後の就労継続期間を指標とした比較では、リワーク・プログラムを受けた人たちの予後が良好とされている。

解答・解説

①：適切
②：適切
③：不適切
地域障害者職業センターでも実施しています。
④：適切

| 解答3 | ③ |

抗うつ薬と、その服用に対する考え方に関する次の記述のうち、<u>不適切なもの</u>を一つ選びなさい。

① 効果の発現は速やかであると理解することが大切である。

② 有効な作用が認められる前に副作用が出現することがある。

③ 服薬継続は病気の再発防止のために大切と理解することは重要である。

④ 「いつまでも薬に頼るな」などという周囲の人の発言が治療の妨げとなることを理解する必要がある。

解答・解説

①：不適切
効果が出るのはゆっくりです。
②：適切
③：適切
④：適切

解答4	①

心身症や心療内科に関する次の記述のうち、<u>不適切なもの</u>を一つ選びなさい。

① 心身症は、心にかかわる疾患のうち、症状が主に身体の症状・疾患として現われるものである。

② うつ病は精神疾患であり、心療内科では治療されない。

③ 精神科であっても心療内科と標榜していることがある。

④ 身体症状で内科やその他の診療科を受診して異常がない場合や、改善が思わしくない場合には心療内科の受診を検討する。

解答・解説

①：適切
2章**5**を参照してください。
②：不適切
身体症状が中心的に出てくることもあるので、心療内科でも診てもらえます。
③：適切
④：適切

解答5	②

4 連携の必要性と方法

頻出度
★★★

連携の必要性と方法の確認を押さえていきましょう。
(重要!) 部分は繰り返しよく出題されています。

連携の必要がある場合

(1) メンタルヘルスに関連する情報の収集機関[1]

安全衛生 に関する情報	労働基準監督署、産業保健総合支援センター、中央労働災害防止協会
メンタルヘルス に関する情報	保健所、保健センター、精神保健福祉センター

(2) メンタルヘルス教育を行う場合

　メンタルヘルス教育を実施する場合は、**外部資源**との連携を考えておきましょう。社内で教育する場合の講師は、以下のことが必要です。

- **地域**の専門医療機関に依頼する。
- 講師にも事業場の業務内容や環境を理解してもらう。
- 1回限りではなく**継続**して実施できるようにする。
- 相談時や治療時に役立つようにできれば理想的である。

(3) ストレス状態や職場環境の評価と改善を行う場合

　従業員のストレス状態を把握したり、職場のストレスを評価し、個人への対策や職場環境の改善を図るための調査として、職業性ストレス簡易調査を実施します（3章**2**を参照）。結果をもとに、外部専門家など[2]の協力を得ることも大切です。

(4) メンタルヘルス不調者への対応を行う場合

　管理監督者が日常的に部下の様子を観察し、業務の効率低下や常態からのズレがあった場合は、直接面談、社内外の資

源での相談を勧めます。産業保健スタッフやEAP機関との契約がない場合は、直接、精神科や心療内科の受診を勧めましょう。

単身赴任、一人暮らしの場合は家族からの情報がなく、周囲の者からみた情報がより的確な診断に役立つことがあるので、部下が受診する際に上司が同伴することもあります。

（5）治療過程での連携

① 診断書が出されたり本人からの申出によって、会社は治療していることを知ります。管理監督者が主治医と連携するには、**本人の同意**が原則必要です。また、医師には**守秘義務**（4章**7**参照）があるので、本人の同意なしには、情報を出すことはできません。

② 主治医は本人からの情報だけで、会社の疾病や休業にかかわる制度や実際の業務内容を把握できるとは限りません。主治医に的確な情報を提供し、必要な業務上の配慮の相談をすることが、適切な治療と早期の病気回復につながり、復職後の再発防止に役立ちますので、本人の同意をとったうえで、できれば**本人**、**管理監督者**、**主治医の3者**で**直接会う**など情報の共有を行うことが望まれます。

連携方法の確認

外部機関と連携をとる場合には、次の5点を社内で確認しておきましょう。

---

①連携窓口を**一本化**①し、担当者を決めておく②。

②社内での連携方法を確立しておく。

③外部機関とは、**直接訪問**、**電話**、**文書**などの方法で連携をとる。

④得た情報は、**文書**で保管しておく。

⑤費用請求の**ルール**を決めておく③。

---

①必ず連携窓口を一本化しておこう。人事労務管理スタッフがそれぞれにかかわってしまうと、医療機関に負担が大きくかかり、情報内容がズレして混乱してしまうよ。

②外部機関との連携窓口の担当者には事業場内メンタルヘルス推進担当者を活用するよ。管理監督者もなれるよ。

管理監督者が担当する場合は、業務の都合や連携先の都合があるので状況に応じた連携をとる必要があるよ。

③「方法」「担当窓口」「面接の際の費用負担」を決めておこう。

試験問題を解いてみよう！

問題1 第25回（第6問[4]）

外部機関との連携に関する次の記述のうち、<u>不適切なもの</u>を一つ選びなさい。

① 主治医に対して、メンタルヘルス不調者に関する的確な情報を提供することは、適切な治療や再発予防に役立つことも少なくない。

② 復職判定に際しては、本人の同意なく職場側が主治医の意見を得ることができる。

③ 外部機関と連携する社内の担当窓口は、ひとつに絞ることが望ましい。

④ できればメンタルヘルス不調者本人を交えて、管理監督者等が直接主治医と会うことが望ましい。

解答・解説

①：適切
②：不適切
本人の同意が原則必要となります。
③：適切
④：適切

解答1 ②

問題2 予想問題

次の記述のうち、<u>不適切なもの</u>を一つ選びなさい。

① メンタルヘルス関連の専門医療機関の情報は、地域の保健所や保健センター、精神保健福祉センターから得ることができる。

② メンタルヘルス教育を行う際は、外部機関との連携の発生も想定した上で講師を選び、計画的に実施するのが望ましい。

③ 外部機関とは直接訪問、電話、文書で連携をとり、得た情報は文書化し、費用請求のルールを決めておく。

④ 管理監督者が部下の常態からのズレに気付いたときは、必要に応じて精神科や心療内科の受診を勧めるが、1人暮らしで家族からの情報が得られない場合でも、上司が受診に同行することはない。

解答・解説

①：適切
②：適切
③：適切
④：不適切
このような場合、上司は同行します。

解答2 ④

復職者の
職場復帰支援

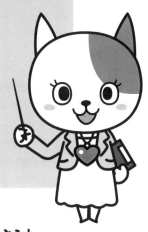

●← この章で学ぶこと

心の健康問題で休業した労働者の職場復帰支援
の流れや具体的な受け入れ体制の整え方や対応
を通じて職場復帰支援のあり方を学んでいきます。

◆ 試験の特徴

- 出題数は4/50問
- 職場復帰支援の5つのステップが必ず出題さ
  れているので完全に覚えておきましょう。
- 各ステップの内容をしっかり押さえておきま
  しょう。内容の入れ替え等の横断的な出題も
  あります。
- 1、6はよく出題されています。しっかりと押
  さえておきましょう。

心の健康問題で休業した
労働者の職場復帰支援

職場復帰支援の考え方を理解しましょう。職場復帰支援の流れとして、図表1がとてもよく出る大事なところですのでしっかり覚えましょう。

🐾 職場復帰支援の基本的な考え方

（1）管理監督者の役割

　精神的な病気で休業中の労働者の不安に対しては、管理監督者からの支援が非常に重要です。管理監督者からのサポートが得られると、労働者の不安が解消されたり、治療にも好ましい影響を与えて、より早期の職場復帰が可能となります。精神疾患の場合、完全に回復して職場復帰するケースは多くありませんので、復帰後の職場のケアが再発防止の大事なポイントです。

> **Point**
> 精神的な病気で休業中の労働者の不安に対しては、管理監督者からの支援が大事です。試験では、産業医の支援とひっかけてくるので要注意です。

（2）管理監督者による調整の効果

　管理監督者による職場環境の調整は、自信を失っている労働者の支えだけではなく、人に優しい風土を醸成するためのきっかけとなり、労働者の安心感や職場へのコミットメントが高まります①。

（3）職場復帰支援のポイント

　職場復帰支援は、管理監督者の考えだけで実施せず、事業場で職場復帰支援に関するプログラムやルールを策定し、管理監督者はこれに基づいて公平な態度で行動しなければなりません。

①職場環境の調整で安心感やコミットメントがどんどん高まっていくんだね！

支援にあたり、常に人事労務管理スタッフや産業保健スタッフと連携②しながら、心理的支援や職場環境の改善を図ることが必要です。

②専門スタッフとの連携がポイントだよ！

🐾 職場復帰支援の５つのステップ

（**1**）職場復帰支援のマニュアルとして、「心の健康問題により休業した労働者の職場復帰支援の手引き」（以下「手引き」という）が厚生労働省から発表されています。**事業者**は、この「手引き」を参考にしながら、**衛生委員会**等において、個々の事業場の**実態に即して**③、職場復帰支援プログラムやルールの策定を**求められています**。

③各事業場によって職場復帰支援は異なるんだね。

 上記のルール策定は、「産業医」ではなく「事業者」が行うものですので、気をつけましょう。

（**2**）手引きでは、職場復帰支援の流れを**５つのステップ**にまとめています。各ステップは、それぞれが完全に**独立しているわけではありません**。個々の**事業場の実態に即して**組み合わせながら実施していくことが重要です。

 職場復帰支援の手引きでは、５つのステップが示されていますが、試験では、「6」ステップまであるという引っかけが出ています。この５つのステップは必ず覚えましょう。

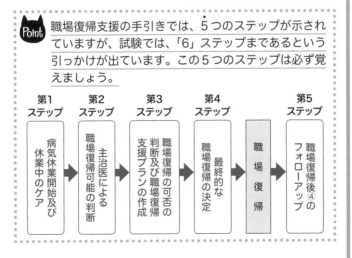

第1ステップ	第2ステップ	第3ステップ	第4ステップ		第5ステップ
病気休業開始及び休業中のケア	主治医による職場復帰可能の判断	職場復帰の可否の判断及び職場復帰支援プランの作成	最終的な職場復帰の決定	職場復帰	職場復帰後④のフォローアップ

④第5ステップは職場復帰後なんだね。

①各ステップの流れをイメージしながら進めるといいよ。各ステップのテーマ、内容、1～5ステップの順番を確実に覚えよう! この表はすべて完璧にしておこう。

図表1　職場復帰支援の流れ① 重要!

第1ステップ　病気休業開始及び休業中のケア

①病気休業開始時の労働者からの診断書(病気休業診断書)の提出
②管理監督者によるケア及び事業場内産業保健スタッフ等によるケア
③病気休業期間中の労働者の安心感の醸成のための対応
④その他

第2ステップ　主治医による職場復帰可能の判断

①労働者からの職場復帰の意思表示と職場復帰可能の判断が記された診断書の提出
②産業医等による精査
③主治医への情報提供

第3ステップ　職場復帰の可否の判断及び職場復帰支援プランの作成

①情報の収集と評価
　• 労働者の職場復帰に対する意思の確認
　• 産業医等による主治医からの意見収集
　• 労働者の状態等の評価
　• 職場環境等の評価
②職場復帰の可否についての判断
③職場復帰支援プランの作成
　• 職場復帰日
　• 管理監督者による就業上の配慮
　• 人事労務管理上の対応
　• 産業医等による医学的見地からみた意見
　• フォローアップ

第4ステップ　最終的な職場復帰の決定

①労働者の状態の最終確認
②就業上の配慮等に関する意見書の作成
③事業者による最終的な職場復帰の決定

職場復帰

第5ステップ　職場復帰後のフォローアップ

①疾患の再燃・再発、新しい問題の発生等の有無の確認
②勤務状況及び業務遂行能力の評価
③職場復帰支援プランの実施状況の確認
④治療状況の確認
⑤職場復帰支援プランの評価と見直し
⑥職場環境等の改善等
⑦管理監督者、同僚等への配慮等

(出所:厚生労働省「心の健康問題により休業した労働者の職場復帰支援の手引き」)

Point 試験では、各ステップのテーマや内容の入れ替え問題がよく出題されています。

試験問題を解いてみよう！

問題1 第23回（第7問[1]）

「心の健康問題により休業した労働者の職場復帰支援の手引き」（厚生労働省、2004年、2012年改訂）に関する次の記述のうち、不適切なものを一つ選びなさい。

① 衛生委員会等において職場復帰支援プログラムやルールを策定する。

② 5つのステップとして示されている。

③ 各ステップは完全に独立している。

④ それぞれの事業場の都合に合わせたかたちで実施していく。

解答・解説

①：適切
②：適切
③：不適切
各ステップは完全に独立しているわけではありません。
④：適切

解答1 ③

問題2 第22回（第7問[4]）

「心の健康問題により休業した労働者の職場復帰支援の手引き」（厚生労働省、2004年、2012年一部改訂）の「最終的な職場復帰の決定」に該当するステップで検討すべき内容に関する次の記述のうち、不適切なものを一つ選びなさい。

① 労働者の状態の最終確認

② 就業上の配慮等に関する意見書の作成

③ 職場環境等の改善等

④ 事業者による最終的な職場復帰の決定

解答・解説

①：適切
②：適切
③：不適切
これは第5ステップの内容です。
④：適切

解答2 ③

「心の健康問題により休業した労働者の職場復帰支援の
手引き」（厚生労働省、2004年、2012年改訂）に関する
次の記述の［　　　］にあてはまる語句の組合せとして、
適切なものを一つ選びなさい。

職場復帰支援に関するルールづくりの手引きとして「心
の健康問題により休業した労働者の職場復帰支援の手引
き」（厚生労働省、2004年、2012年改訂）が発表され、
事業者は［　ア　］しながら、［　イ　］において個々の
事業場のもつ人的資源やその他実態［　ウ　］職場復帰支
援プログラムやルールを策定するように求められている。

① （ア）これを参考に　　（イ）衛生委員会等
　　（ウ）に即したかたちで
② （ア）これを参考に　　（イ）人事労務部門等
　　（ウ）に関わらず
③ （ア）これを厳守　　　（イ）人事労務部門等
　　（ウ）を組み直して
④ （ア）これを厳守　　　（イ）衛生委員会等
　　（ウ）に配慮したかたちで

ア：これを参考に
イ：衛生委員会等
ウ：に即したかたち
で

解答3　①

次の記述のうち、<u>不適切なもの</u>を一つ選びなさい。
①　職場復帰支援は管理監督者の考えだけで実施するわ
けにはいかない。
②　管理監督者による職場環境の調整は、人に優しい風
土を醸成するきっかけとなる。
③　管理監督者による職場環境の調整は、労働者の安心
感や職場へのコミットメントが高まる。
④　管理監督者からの支援は、治療に好ましい影響を与
えるが、より早期の職場復帰には結びつかない。

①：適切
②：適切
③：適切
④：不適切
早期の職場復帰にも
結びつきます。

解答4　④

2 第1ステップ、第2ステップ

頻出度
★★★

職場復帰支援の第1ステップと第2ステップを見ていきます。いつから休業が開始されるのか、休業中のケアの方法、職場復帰の判断について、理解していきましょう。

第1ステップ
（病気休業開始及び休業中のケア） 重要!

（1）休業開始

　職場復帰支援は、**休業の判断がなされた時点**から開始するとよいでしょう。休業開始の際は、労働者から病気休業診断書が提出されます。診断書が出されたことは、**人事労務管理スタッフ、産業保健スタッフ**に連絡しましょう。

 Point 職場復帰支援の流れをはじめる時期は、休業の判断がなされた時点ですので、気をつけましょう。主治医の復職診断書で開始するという引っかけが出ています。

（2）休業中のケア

　労働者が休業している間のケアは、管理監督者だけが行うのではなく**産業保健スタッフ**と連携しながら行います。職場状況や職場復帰支援の流れ、**傷病手当金制度①**などについて必要な情報提供を行い、労働者が安心して療養に専念できるようにしましょう②。

　また、連絡内容や頻度は、労働者の病状やその他の状況によって判断し、必要な場合には**労働者の了解**を得たうえで産業保健スタッフを中心に**主治医との連携**を図ります。休業中のケアについて、主治医の意見を聞くことも考慮しましょう。

　途中、うつ状態の労働者から辞職や役職の辞退の申出があった場合、労働者の健康状態が**回復してから判断**します③。

①労働者が加入する健康保険から支給されるもので、病気やケガで働けない場合の生活保障だよ。

②労働者と一切連絡を取らない、しつこく労働者と連絡を取る、という管理監督者の行動はNGだよ。

③焦らず回復してから判断しよう。

🐾 第2ステップ
（主治医による職場復帰可能の判断）

　休業中の労働者から復職の意思が伝えられると、まず、管理監督者が労働者に対して、主治医による職場復帰が可能と判断された診断書（復職診断書）の提出を求めます。復職診断書には、就業上の配慮に関する主治医の具体的な意見を記入してもらうようにします。復職診断書は、病院が準備しているものだけではなく、事業所でも準備することができます。

　診断書は、記載する内容やプライバシーを十分に検討して**労働者の同意を得て使用しなければなりません**。

試験問題を解いてみよう！

問題1　予想問題

　「心の健康問題により休業した労働者の職場復帰支援の手引き」（厚生労働省、2004 年、2012 年改訂）に関する次の記述のうち、<u>不適切</u>なものを一つ選びなさい。

① 　労働者から病気休業診断書が提出された場合、人事労務管理スタッフだけでなく産業保健スタッフにも連絡する。

② 　労働者が休業している間は、職場状況や職場復帰支援の仕組み、傷病手当金制度について必要な情報を知らせる。

③ 　労働者が休業している間、必要な場合は労働者の了解を得て主治医と連携を図る。

④ 　職場復帰支援は、主治医から復職診断書が出されて開始する。

解答・解説

①：適切
②：適切
③：適切
④：不適切
「休業の判断がなされた時点」から開始します。

| 解答1 | ④ |

3 第3ステップ

頻出度
★★★

職場復帰支援の可否判断のための必要な情報の収集と評価、情報交換における注意点を学んでいきます。労働者への確認事項や、職場復帰支援プランの作成方法についても理解していきましょう。

🐾 第3ステップ
(職場復帰の可否の判断及び職場復帰支援プランの作成)

(1) 職場復帰の可否の判断

① 情報の収集と評価

職場復帰の可否については、労働者と管理監督者、人事労務管理スタッフ、産業保健スタッフ等がともに情報交換を行い、よく連携しながら総合的に判断していきましょう。

図表1　職場復帰支援のための情報の収集と評価の具体的内容

1 　労働者の職場復帰に対する意思の確認
2 　産業医等による主治医からの意見収集
3 　労働者の状態等の評価
　① 　治療状況及び病状の回復状況の確認
　② 　業務遂行能力についての評価
　 ・適切な睡眠覚醒リズムの有無
　 ・昼間の眠気の有無（投薬によるものを含む。）
　 ・注意力・集中力の程度
　 ・安全な通勤の可否
　 ・日常生活における業務と類似した行為の遂行状況と、それによる
　　疲労の回復具合（読書やコンピュータ操作が一定の時間集中して
　　できること、軽度の運動ができること等）
　 ・その他家事・育児、趣味活動等の実施状況など
　③ 　今後の就業に関する労働者の考え
　 ・希望する復帰先
　④ 　家族からの情報①
4 　職場環境等の評価
　① 　業務及び職場との適合性
　 ・職場の同僚や管理監督者との人間関係など
　② 　作業管理や作業環境管理に関する評価
　 ・作業環境の維持・管理の状況
　③ 　職場側による支援準備状況
　 ・実施可能な人事労務管理上の配慮（配置転換・異動、勤務制度の変
　　更等）

（出所：厚生労働省「心の健康問題により休業した労働者の職場復帰支援の手引き」）

①家族からも情報
をもらうんだね。

② 労働者への確認事項

　まずは、労働者の職場復帰に対する明確な意思を確認しましょう①。また、職場復帰の判断で必要な場合は、**労働者の同意**を得たうえで**産業医**が中心となって、主治医からの情報や意見を積極的に収集しましょう②。主治医から意見を聴く際は、次の「職場復帰支援に関する情報提供依頼書」を用いるなどして、プライバシーに十分配慮しながら情報交換を行いましょう。

①まず職場復帰の意思確認が大切だよ。

②上司が中心ではなく産業医が行うよ。

③ちゃんと本人の同意をもらう必要があるよ！

重要！

職場復帰支援に関する情報提供依頼書

――――――省略――――――

2　情報提供依頼事項
　（1）　発症から初診までの経過
　（2）　治療経過
　（3）　現在の状態（業務に影響を与える症状及び薬の副作用の可能性なども含めて）
　（4）　就業上の配慮に関するご意見（疾患の再燃・再発防止のために必要な注意事項など）

――――――省略――――――

〈本人記入〉③
私は本情報提供依頼書に関する説明を受け、情報提供文書の作成並びに産業医への提出について同意します。
　　年　　月　　日　　氏名：　　　　　　印

Point　職場復帰支援に関する情報提供依頼書の「情報提供依頼事項」には「病名」の記載はないので要注意です。

（2）職場復帰支援プランの作成

　通常は、完全にもとの就業状態に戻るまでにはいくつかの段階を設定しながら経過をみます。プランの作成の際は、それぞれの段階に応じた内容及び期間の設定を行う必要があり、次のようなことを検討していきます。

図表2　職場復帰支援プラン作成の際に検討すべき内容

ア　職場復帰日
- 復帰のタイミングについては、労働者の状態や職場の受入れ準備状況の両方を考慮した上で総合的に判断する必要がある。

イ　管理監督者による就業上の配慮
- 業務でのサポートの内容や方法
- 業務内容や業務量の変更
- 段階的な就業上の配慮（残業・交替勤務・深夜業務等の制限又は禁止、就業時間短縮など）
- 治療上必要なその他の配慮（診療のための外出許可）など

ウ　人事労務管理上の対応等
- 配置転換や異動の必要性　等
- 本人の病状及び業務の状況に応じて、フレックスタイム制度や裁量労働制度等の勤務制度変更の可否及び必要性
- その他、段階的な就業上の配慮（出張制限、業務制限（危険作業、運転業務、高所作業、窓口業務、苦情処理業務等の禁止又は免除）、転勤についての配慮）の可否及び必要性

エ　産業医等による医学的見地からみた意見
- 安全配慮義務に関する助言　等
- その他、職場復帰支援に関する意見

オ　フォローアップ
- 管理監督者によるフォローアップの方法
- 事業場内産業保健スタッフ等によるフォローアップの方法（職場復帰後のフォローアップ面談の実施方法等）
- 就業制限等の見直しを行うタイミング
- 全ての就業上の配慮や医学的観察が不要となる時期についての見通し　等

カ　その他

（出所：厚生労働省「心の健康問題により休業した労働者の職場復帰支援の手引き」）

　また、プランの作成の際には、職場復帰後のフォローアップのタイミングや労働者本人が再燃・再発を防ぐために工夫すべきことについても明確にしておきましょう。

試験問題を解いてみよう！

問題1 第26回（第7問[2]）

「心の健康問題により休業した労働者の職場復帰支援の手引き」（厚生労働省、2004年、2012年改訂）において、産業医から主治医に出される「職場復帰支援に関する情報提供依頼書（様式例1）」が示されている。この内容に関する次の記述のうち、<u>不適切なもの</u>を一つ選びなさい。

① 情報提供依頼事項として、「病名」が挙げられている。

② 情報提供依頼事項として、「就業上の配慮に関するご意見（疾患の再燃・再発防止のために必要な注意事項など）」が挙げられている。

③ 本人が記入し捺印する、情報提供文書の作成並びに産業医への提出についての同意項目がある。

④ 得られた情報は、本人の職場復帰を支援する目的のみに使用され、プライバシーには十分配慮しながら産業医が責任を持って管理することが記載されている。

解答・解説

①：不適切
病名の記載はありません。
②：適切
③：適切
④：適切

| 解答1 | ① |

問題2 第22回（第7問[5]）

「心の健康問題により休業した労働者の職場復帰支援の手引き」（厚生労働省、2004年、2012年一部改訂）において、主治医に対する「職場復帰支援に関する情報提供依頼書」の様式例が示されている。その情報提供依頼事項として挙げられていない項目を次の中から一つ選びなさい。

① 病名

② 発症から初診までの経過

③ 現在の状態

④ 就業上の配慮に関する意見

解答・解説

①病名については、情報提供依頼事項に挙げられていません。

| 解答2 | ① |

第4ステップ、第5ステップ

職場復帰の最終決定は誰がするのか、しっかり覚えていきましょう。職場復帰した後の第5ステップではフォローについて学びましょう。

第4ステップ （最終的な職場復帰の決定）

　第3ステップでの職場復帰の可否についての判断や職場復帰支援プランの作成を経て、最終的に、**事業者**が職場復帰の決定を行います。ここで、職場復帰についての事業場の対応や就業上の配慮の内容等については、労働者を通じて主治医に的確に伝わるようにすることが大切です。

> **Point** 「事業者」による最終的な職場復帰の判断が行われますが、「衛生管理者」「産業医」「主治医」と引っかけてくる問題が多く出されているので、気をつけましょう。

第5ステップ （職場復帰後のフォローアップ）[1]

　フォローアップの際は、治療状況、疾患の再燃・再発の有無、勤務状況や業務遂行能力などを確認します[2]。

[1] 第5ステップは、職場復帰後であることを忘れないで！（第1〜第4ステップは復帰前だよ！）

[2] 問題があれば早めに関係者間で対応すること！

試験問題を解いてみよう！

問題1　第24回（第7問 [2]）

「心の健康問題により休業した労働者の職場復帰支援の手引き」（厚生労働省、2004年、2012年一部改訂）の「職場復帰」に関する次の記述のうち、適切なものを一つ選びなさい。

① 第3ステップとして位置づけられている。

② 「心の健康問題により休業した労働者の職場復帰支援の手引き」は、労働者の職場復帰をもってその対応を終わる。

③ 職場復帰時の就業上の配慮については、主治医に伝えてはならない。

④ 最終的な職場復帰の判断は事業者が行う。

解答・解説

①：不適切
第4ステップです。
②：不適切
第5ステップの「職場復帰後のフォローアップ」で終わります。
③：不適切
主治医も知っておくべき情報なので労働者を通じて伝えます。
④：適切

解答1　④

問題2　第27回（第7問 [3]）

「心の健康問題により休業した労働者の職場復帰支援の手引き」（厚生労働省、2004年、2012年改訂）に関する次の記述のうち、「最終的な職場復帰の決定」を行うステップで検討すべき内容として挙げられている項目を一つ選びなさい。

① 管理監督者によるケア及び事業場内産業保健スタッフ等によるケア。

② 情報の収集と評価。

③ 職場復帰支援プランの作成。

④ 労働者の状態の最終確認。

解答・解説

①：挙げられていない
第1ステップです。
②：挙げられていない
第3ステップです。
③：挙げられていない
第3ステップです。
④：挙げられている

解答2　④

5 プライバシーの保護

最近の出題傾向は、出題数はあまり多くなく、出題されるときと出題されないときがあります。出題されるときは、同じ所が何度も出題されています。

😺 復職に関する情報の扱い方

職場復帰支援において扱う労働者の健康情報等は、労働者のプライバシーにかかわるものですので、**原則として常に本人に同意を得たうえで扱う**ように配慮しなければなりません[1]。

労働者にとっては、この同意を拒否することは、それだけで職場復帰が認められないのではないかという不安に直結するので、職場復帰支援における同意をとる際は、労働者が不利な立場に置かれないよう管理監督者は十分な配慮をする必要があります。

①プライバシーの保護では「同意」が必要な場合が多いよ。

😺 職場復帰支援における情報の範囲

職場復帰支援における情報を取得する目的は、①復職サポート、②事業者[2]の安全（健康）配慮義務の履行の２つに限定されるべきです[3]。

②「労働者」ではなく「事業者」だよ。

😺 健康情報の取扱方法

プライバシーにかかわる健康情報の取扱いについては、事業場で情報収集及び利用の目的、取扱方法についてルールを策定しておくことが必要です。産業医がいる事業場といない事業場で、取扱方法は次のように行います[4]。

③①②に「限定」されているよ。

産業医の選任	あり	管理監督者や人事労務管理スタッフが情報を管理するのではなく、できる限り産業医が健康情報の集約と調整を行う。
	なし	健康情報の取扱いについては厳密なルールを策定したうえで取り扱う。

④産業医がいる所といない所の違いに気をつけよう。

> Point　復職に関する情報のほとんどは労働者のプライバシーに深くかかわるので、原則として常に本人の同意が必要ですが、例外もあるため、「必ず」本人の同意を得なければならないものではありません。

試験問題を解いてみよう！

問題1　第24回（第7問[4]）

労働者のプライバシーの保護に関する次のA〜Dの記述のうち、正しいもの（〇）と誤っているもの（×）の組合せとして、適切なものを一つ選びなさい。

A．復職に関する情報のほとんどは、労働者のプライバシーに深く関わるものであるため、労働者の個人情報については、原則として本人の同意を得なければならない。

B．職場復帰支援において、労働者から情報交換に関する同意を取得するにあたっては、同意を拒否することで労働者が不利な立場におかれないよう、管理監督者は十分配慮する必要がある。

C．職場復帰支援における情報は、あくまで復職サポートと事業者の安全（健康）配慮義務の履行を目的としたものに限定されるべきである。

D．産業医が選任されていない事業場では、健康情報については厳密なルールを策定したうえで取り扱うことが不可欠である。

①　(A) 〇　(B) ×　(C) 〇　(D) ×

②　(A) 〇　(B) 〇　(C) 〇　(D) 〇

③　(A) ×　(B) 〇　(C) 〇　(D) 〇

④　(A) 〇　(B) 〇　(C) ×　(D) 〇

解答・解説

A：〇
B：〇
C：〇
D：〇
このようにすべて〇の場合もあるので気をつけましょう。

| 解答1 | ② |

6 職場復帰支援の注意点

頻出度 ★★★

最近の傾向として同じ内容が何度も出題されているので、必ずしっかりと押さえておきましょう。

🐾 職場復帰する労働者への心理的支援 重要!

（1）心の病による休業の場合①

　多くの労働者にとって、心の病による休業は**働くことへの自信を失わせる出来事**になることもあります。**周囲の人は、職場復帰してくる労働者に、必要に応じて適宜声かけを行いましょう**②。

　特に、管理監督者は次のように、労働者と**十分なコミュニケーション**を図りましょう。

管理監督者

最初から100％で頑張ろうとせず、調子を見ながらゆっくりとペースをあげていこうね。何か心配なことがあったらいつでも相談にのるよ!

労働者

Point 管理監督者が行うコミュニケーションの内容をイメージしながらしっかり押さえましょう。

（2）疾病による休業の場合③

①　疾病による休業は、労働者の**キャリアデザインの見直**しを迫る機会ともなります。その際に、管理監督者がこれまでの**ワークヒストリー**の振り返りや現存する問題点の整理などについて、労働者の話を聴きながら相談に応じてあげることは、労働者にとって大きな支えとなります。

②　心の病による休業は、偶然の出来事とは**とらえず**、これまでの労働観や自己の健康管理の在り方も含めて見つめ直す機会にすることで、症状の再燃や再発の予防だけ

①職場復帰する労働者にどのような支援をするかがポイントだよ。

②距離をおきすぎず、様子を見ながら声かけをしていくよ。

③今後の人生をより豊かにするキッカケになれたらいいね。

でなく、今後の仕事生活をより豊かなものにするきっかけにもすることができます。

🐾 中小規模事業場の外部資源との連携

（1）中小規模の事業場①では、職場復帰支援にあたり、必要な人材が確保できない事情もあります。管理監督者が、人事労務管理スタッフや衛生管理者、衛生推進者と連携しながら、必要に応じて次の事業場外資源（外部資源）にサポートを求めましょう。

①産業保健総合支援センター
②産業保健総合支援センター地域窓口（地域産業保健センター）
③中央労働災害防止協会
④労災病院勤労者メンタルヘルスセンター
⑤精神保健福祉センター
⑥保健所②
⑦地域障害者職業センター

（2）次の外部資源③では、**うつ病**などからの復職者を対象としたリハビリテーションプログラムも試行されています。これらの外部資源のサービスを上手に活用していきましょう。

①医療機関
②精神保健福祉センター
③外部EAP機関
④NPO（民間非営利組織）

①中小規模事業場とは、労働者数が50人未満の事業場のことだよ。外部資源は、6章の**2**を参照！

②身近な「保健所」とも連携していくよ！

③外部資源名も押さえておこうね！

試験問題を解いてみよう！

問題1 第25回（第7問[1]）

職場復帰支援に関する次の記述のうち、不適切なものを一つ選びなさい。

① 中小規模事業場などでは、産業医など必要な人材が確保できない事情もあることから、管理監督者は人事労務管理スタッフや必要に応じて事業場外資源を活用することが望ましいといえる。

② 心の病による休業は、多くの労働者にとって働くことへの自信を失わせる出来事となるので、復職後は必要に応じて適宜声かけを行うなどして支援をすることが望ましい。

③ 疾病による休業は、ときには労働者のキャリアデザインの見直しを迫る機会となるので、管理監督者は労働者の話を聴きながら相談に応じることが望ましい。

④ 心の病による休業について、自分がなぜこういった状況に至ったかなどは、単なる偶然の出来事として、これまでの労働観などを見つめ直すことで、今後の仕事生活をより豊かにするきっかけを知ることにもつながる。

解答・解説

①：適切
②：適切
③：適切
④：不適切
「単なる偶然の出来事」としてすませないことです。

| 解答1 | ④ |

問題2 予想問題

職場復帰支援に関する次の記述のうち、不適切なものを一つ選びなさい。

① 管理監督者は、職場復帰した労働者と十分なコミュニケーションを図る。

② 中小規模事業場の外部資源には、産業保健総合支援センター、地域産業保健センター、労災病院勤労者メンタルヘルスセンター等がある。

③ 保健所は、中小規模事業場の外部資源ではない。

④ 精神保健福祉センターでは、うつ病などからの復職者対象のリハビリテーションプログラムが試行されている。

解答・解説

①：適切
②：適切
③：不適切
保健所も中小規模事業場の外部資源です。
④：適切

| 解答2 | ③ |

治療と仕事の両立支援

新しく追加された箇所です。治療と仕事の両立支援について理解を深めましょう。

🐾 事業場における治療と職業生活（仕事）の両立支援のためのガイドラインについて

事業場が、がん、脳卒中などの疾病を抱える人々に対して、適切な就業上の措置や治療に対する配慮を行い、治療と職業生活が両立できるように支援することを「治療と仕事の両立支援」といいます。

（1）治療と職業生活の両立とは

病気を抱えながら働く意欲・能力のある労働者が、仕事を理由として治療機会を逃さず、治療の必要性を理由として職業生活の継続を妨げられずに、適切な治療を受けながら、生き生きと就労を続けられることをいいます①。

治療と職業生活を両立するための事業者による取組みは、労働者の健康確保、継続的人材確保、労働者の安心感やモチベーションの向上による人材の定着・生産性の向上、健康経営の実現、多様な人材活用による組織や事業の活性化、組織社会的責任の実現、労働者のワーク・ライフ・バランスの実現といった意義もあります。

（2）ガイドラインの対象

対象者②	事業者、産業保健スタッフ（人事労務管理スタッフ、産業医や保健師、看護師等）
対象疾病③	がん、脳卒中、心疾患、糖尿病、肝炎、その他難病

①労働安全衛生法では、「治療と職業生活の両立」は具体的に規定されていないけど、健康確保対策の一環として位置づけられるよ。

②労働者本人や家族、医療機関の関係者などの支援にかかわる方にも活用できるよ。

③反復・継続して治療する必要のあるもので、短期で治癒する疾病は対象じゃないよ。

両立支援の留意事項

（1）安全と健康の確保

　仕事の繁忙等を理由に必要な就業上の措置（就業場所の変更、作業の転換、労働時間の短縮、深夜業の回数の減少等）を行わないのは許されません。

（2）労働者本人による取組み

　主治医の指示等に基づき治療を受け、服薬し、適切な生活習慣を守るなど、治療や疾病の増悪防止について適切に取り組むことが求められます。

（3）労働者本人からの支援の申出

　申出が行いやすい環境を整備することが求められます。

（4）両立支援の特徴を踏まえた対応

　労働者本人の健康状態や業務遂行能力を踏まえた就業上の措置が必要です。

（5）個別事例の特性に応じた措置

　症状や治療方法は個人差が大きいので、個別事例の特性に応じた配慮が必要です。

（6）対象者、対応方法の明確化

　事業場の状況に応じて事業場内ルールを労使の理解を得て作りましょう。

（7）個人情報の保護

　症状、治療の状況などの疾病に関する情報は、事業者が本人の同意なく取得してはなりません。

（8）両立支援にかかわる関係者間の連携の重要性

　労働者と直接連絡が取れない場合は、労働者の家族などと連携して、必要な情報収集を行います。医療機関との連携が重要で、本人を通じた主治医との情報共有や、労働者の同意のもとで産業医、保健師、看護師等の産業保健スタッフや人事労務管理スタッフと主治医との連携が必要です。

（9）両立支援の進め方①

①産業医等又は人事労務管理スタッフ等が、労働者の同意を得たうえで主治医から情報収集することも可能だよ。

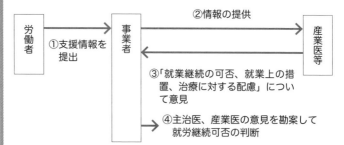

事業者の判断結果によって、以下のような対応を行います。

就業継続可能	・就業上の措置、治療への配慮の内容・実施時期を検討・決定・実施
長期休業が必要	・休業開始前の対応・休業中のフォローアップ ・主治医や産業医等の意見、本人の意向、復帰予定の部署の意見を総合的に勘案し、職場復帰の可否を判断 ・職場復帰後の就業上の措置や治療への配慮の内容・実施事項を事業者が検討・決定・実施

試験問題を解いてみよう！

問題1 予想問題

「事業場における治療と仕事の両立支援のためのガイドライン」に関する次の記述のうち、不適切なものを一つ選びなさい。

① 「事業場における治療と仕事の両立支援のガイドライン」の対象者は、事業者、人事労務管理スタッフ、産業医や保健師などである。

② 「事業場における治療と仕事の両立支援のガイドライン」の対象疾病は、がん、脳卒中、心疾患、肝炎、難病が該当するが、糖尿病は該当しない。

③ 両立支援では、事業者の判断結果により、就業継続や長期休業の対応が行われる。

④ 両立支援では、事業者から情報提供を受け、産業医等が「就業継続の可否、就業上の措置、治療に対する配慮」について意見する。

解答・解説

①：適切
②：不適切
糖尿病も該当します。
③：適切
④：適切

解答1	②

索 引

［著者紹介］

中島 佐江子（なかしまさえこ）

ルーセント・プロ代表。現在は、メンタルヘルスやビジネスマナー、コミュニケーション等のヒューマンスキル研修の研修講師としての経験は20年以上にわたり、数多くの企業や大学での研修実績がある。

【主な取得資格】

メンタルヘルス・マネジメント®検定I種（マスターコース）、社会保険労務士、行政書士、ファイナンシャル・プランナー、キャリアコンサルタント、米国NLP協会認定NLPマスタープラクティショナー、カラー心理セラピスト、マナーインストラクター、ローフードマイスター1級

装丁デザイン：渡邉雄哉（LIKE A DESIGN）
本文イラスト：anzubou

スッキリわかる　メンタルヘルス・マネジメント®検定試験
II種（ラインケアコース）　テキスト&問題集 第2版

2020年2月20日　初　版　第1刷発行
2021年9月10日　第2版　第1刷発行
2024年9月12日　　　　　第5刷発行

著　　者　　中　島　佐　江　子
発　行　者　　多　田　敏　男
発　行　所　　TAC株式会社　出版事業部
　　　　　　　　　　　　　　　（TAC出版）

〒101-8383
東京都千代田区神田三崎町3-2-18
電話 03(5276)9492(営業)
FAX 03(5276)9674
https://shuppan.tac-school.co.jp

組　　版　　有限会社　マーリンクレイン
印　　刷　　株式会社　ワ　コ　ー
製　　本　　東京美術紙工協業組合

© Saeko Nakashima 2021　　Printed in Japan
ISBN 978-4-8132-8630-1
N.D.C. 498

本書は、「著作権法」によって、著作権等の権利が保護されている著作物です。本書の全部または一部につき、無断で転載、複写されると、著作権等の権利侵害となります。上記のような使い方をされる場合、および本書を使用して講義・セミナー等を実施する場合には、小社宛許諾を求めてください。

乱丁・落丁による交換、および正誤のお問合せ対応は、該当書籍の改訂版刊行月末日までといたします。なお、交換につきましては、書籍の在庫状況等により、お受けできない場合もございます。また、各種本試験の実施の延期、中止を理由とした本書の返品はお受けいたしません。返金もいたしかねますので、あらかじめご了承くださいますようお願い申し上げます。

TAC出版 書籍のご案内

TAC出版では、資格の学校TAC各講座の定評ある執筆陣による資格試験の参考書をはじめ、資格取得者の開業法や仕事術、実務書、ビジネス書、一般書などを発行しています!

TAC出版の書籍

*一部書籍は、早稲田経営出版のブランドにて刊行しております。

資格・検定試験の受験対策書籍

- 日商簿記検定
- 建設業経理士
- 全経簿記上級
- 税　理　士
- 公認会計士
- 社会保険労務士
- 中小企業診断士
- 証券アナリスト

- ファイナンシャルプランナー(FP)
- 証券外務員
- 貸金業務取扱主任者
- 不動産鑑定士
- 宅地建物取引士
- 賃貸不動産経営管理士
- マンション管理士
- 管理業務主任者

- 司法書士
- 行政書士
- 司法試験
- 弁理士
- 公務員試験(大卒程度・高卒者)
- 情報処理試験
- 介護福祉士
- ケアマネジャー
- 電験三種　ほか

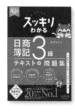 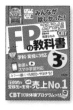 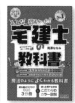 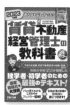 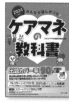 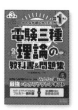

実務書・ビジネス書

- 会計実務、税法、税務、経理
- 総務、労務、人事
- ビジネススキル、マナー、就職、自己啓発
- 資格取得者の開業法、仕事術、営業術

一般書・エンタメ書

- ファッション
- エッセイ、レシピ
- スポーツ
- 旅行ガイド (おとな旅プレミアム/旅コン)

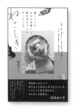   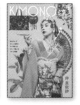 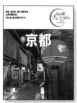 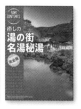

TAC出版

(2024年2月現在)

書籍のご購入は

1 全国の書店、大学生協、
ネット書店で

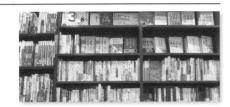

2 TAC各校の書籍コーナーで

資格の学校TACの校舎は全国に展開!
校舎のご確認はホームページにて

資格の学校TAC ホームページ
https://www.tac-school.co.jp

3 TAC出版書籍販売サイトで

CYBER TAC出版書籍販売サイト
BOOK STORE

24時間
ご注文
受付中

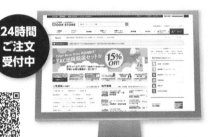

TAC 出版　　で　検索

https://bookstore.tac-school.co.jp/

新刊情報を
いち早くチェック!

たっぷり読める
立ち読み機能

学習お役立ちの
特設ページも充実!

TAC出版書籍販売サイト「サイバーブックストア」では、TAC出版および早稲田経営出版から刊行されている、すべての最新書籍をお取り扱いしています。
また、会員登録（無料）をしていただくことで、会員様限定キャンペーンのほか、送料無料サービス、メールマガジン配信サービス、マイページのご利用など、うれしい特典がたくさん受けられます。

サイバーブックストア会員は、特典がいっぱい!（一部抜粋）

通常、1万円（税込）未満のご注文につきましては、送料・手数料として500円（全国一律・税込）頂戴しておりますが、1冊から無料となります。

専用の「マイページ」は、「購入履歴・配送状況の確認」のほか、「ほしいものリスト」や「マイフォルダ」など、便利な機能が満載です。

メールマガジンでは、キャンペーンやおすすめ書籍、新刊情報のほか、「電子ブック版TACNEWS（ダイジェスト版）」をお届けします。

書籍の発売を、販売開始当日にメールにてお知らせします。これなら買い忘れの心配もありません。

書籍の正誤に関するご確認とお問合せについて

書籍の記載内容に誤りではないかと思われる箇所がございましたら、以下の手順にてご確認とお問合せを
してくださいますよう、お願い申し上げます。
なお、正誤のお問合せ以外の**書籍内容に関する解説および受験指導などは、一切行っておりません。**
そのようなお問合せにつきましては、お答えいたしかねますので、あらかじめご了承ください。

1 「Cyber Book Store」にて正誤表を確認する

TAC出版書籍販売サイト「Cyber Book Store」の
トップページ内「正誤表」コーナーにて、正誤表をご確認ください。

CYBER TAC出版書籍販売サイト
BOOK STORE

URL:https://bookstore.tac-school.co.jp/

2 1 の正誤表がない、あるいは正誤表に該当箇所の記載がない ⇒ 下記①、②のどちらかの方法で文書にて問合せをする

★ご注意ください★

お電話でのお問合せは、お受けいたしません。
①、②のどちらの方法でも、お問合せの際には、「お名前」とともに、
「対象の書籍名（○級・第○回対策も含む）およびその版数（第○版・○○年度版など）」
「お問合せ該当箇所の頁数と行数」
「誤りと思われる記載」
「正しいとお考えになる記載とその根拠」
を明記してください。
なお、回答までに1週間前後を要する場合もございます。あらかじめご了承ください。

① ウェブページ「Cyber Book Store」内の「お問合せフォーム」より問合せをする

【お問合せフォームアドレス】

https://bookstore.tac-school.co.jp/inquiry/

② メールにより問合せをする

【メール宛先 TAC出版】

syuppan-h@tac-school.co.jp

※土日祝日はお問合せ対応をおこなっておりません。
※正誤のお問合せ対応は、該当書籍の改訂版刊行月末日までといたします。

乱丁・落丁による交換は、該当書籍の改訂版刊行月末日までといたします。なお、書籍の在庫状況等
により、お受けできない場合もございます。
また、各種本試験の実施の延期、中止を理由とした本書の返品はお受けいたしません。返金もいたし
かねますので、あらかじめご了承くださいますようお願い申し上げます。

TACにおける個人情報の取り扱いについて
■お預かりした個人情報は、TAC(株)で管理させていただき、お問合せへの対応、当社の記録保管にのみ利用いたします。お客様の同意なしに業務委託先以外の第三者に開示、提供することはございません(法令等により開示を求められた場合を除く)。その他、個人情報保護管理者、お預かりした個人情報の開示等及びTAC(株)への個人情報の提供の任意性については、当社ホームページ(https://www.tac-school.co.jp)をご覧いただくか、個人情報に関するお問い合わせ窓口(E-mail:privacy@tac-school.co.jp)までお問合せください。

（2022年7月現在）